DE
L'AGRANDISSEMENT MOMENTANÉ DU BASSIN

RAPPORT

LU AU CONGRÈS INTERNATIONAL DES SCIENCES MÉDICALES
TENU A ROME DU 29 MARS AU 5 AVRIL 1894

PAR

Adolphe PINARD

Professeur à la Faculté
Membre de l'Académie de médecine

PARIS

G. STEINHEIL, ÉDITEUR

2, RUE CASIMIR-DELAVIGNE, 2

1894

DE

L'AGRANDISSEMENT MOMENTANÉ DU BASSIN

—

RAPPORT

LU AU CONGRÈS INTERNATIONAL DES SCIENCES MÉDICALES
TENU A ROME DU 29 MARS AU 5 AVRIL 1894

PAR

Adolphe PINARD

Professeur à la Faculté
Membre de l'Académie de médecine

PARIS

G. STEINHEIL, ÉDITEUR

2, RUE CASIMIR-DELAVIGNE, 2

—

1894

PARIS

G. STEINHEIL, ÉDITEUR

2, RUE CASIMIR-DELAVIGNE, 2

1891

DE

L'AGRANDISSEMENT MOMENTANÉ DU BASSIN

A. — PARTIE CLINIQUE ET STATISTIQUE

Lorsque le 7 décembre 1891, j'exposais les raisons et les faits qui me décidaient à entrer dans la voie indiquée par Sigault, où l'école de Naples et en particulier son illustre représentant le professeur Morisani obtenaient de si beaux succès, je m'appuyais aussi et surtout sur les recherches anatomiques et expérimentales entreprises par le professeur Farabeuf et son collaborateur et le mien, le Dr Varnier, professeur agrégé.

Depuis cette époque, nous n'avons cessé de chercher et d'observer, et, aujourd'hui, je vous apporte le résumé de nos études cliniques, anatomiques et expérimentales.

Ayant l'honneur d'avoir été choisi comme l'un des rapporteurs de cette grande question devant être discutée au Congrès : la symphyséotomie, je vous demande la permission de vous dire en quelques mots de quelle façon j'ai cru devoir remplir ma tâche. Il ne m'a point semblé que j'eusse à m'occuper de l'historique de la question. Chacun, ici, sait ce qui appartient à Sigault, à Aitken et à l'École italienne personnifiée par Morisani. Lui, mon éminent collègue ne m'en voudra pas, je l'espère, de dire que c'est là de l'histoire ancienne et moderne, et qu'à ce point de vue aucune discussion ne peut s'engager. Nous ne pouvons que saluer ces noms à jamais glorieux qui dominent et éclairent ces deux périodes. Si je suis heureux de rencontrer ici le nom de mon compatriote Sigault, je ne le suis pas moins en m'inclinant devant Morisani à qui j'offre l'expression de ma reconnaissance.

Quant à l'histoire contemporaine, elle doit se borner à enregistrer les faits et à les commenter. Ce n'est pas l'heure d'en écrire la philosophie ni de chercher à élucider la part qui revient à chacun dans la restauration de la symphyséotomie.

C'est assez vous dire que mon intention n'est point de vous rappeler ici les noms de tous ceux qui ont parlé ou écrit sur la question sans la connaître. Ceux-là seuls qui ont apporté des recherches, des études, des faits, auraient quelques droits à être cités. Et cependant, je n'entreprendrai pas la tâche de vous énumérer tous les mémoires ni de vous rappeler toutes les observations publiées en ces quelques années et dont le nombre augmente chaque jour.

Au risque de paraître trop personnel, je ne rapporterai ici que les observations recueillies dans mon service à la clinique Baudelocque.

Déjà, le nombre en est assez considérable pour que les résultats ne puissent être attribués au hasard d'une série heureuse ou malheureuse, et suffit, je pense, à montrer ce qu'on est en droit d'attendre d'opérations pratiquées d'une façon méthodique. En agissant ainsi, il me sera possible de comparer les résultats obtenus par l'agrandissement momentané du bassin avec les résultats obtenus antérieurement lorsque les *mêmes personnes* et dans le *même service*, employaient d'*autres moyens*. C'est dans ces conditions seulement qu'une comparaison peut être logique et qu'un pourcentage peut apparaître d'une façon équitable.

Ce chapitre de clinique terminé, et je le ferai aussi court

que possible, j'exposerai le résumé de recherches anatomiques et expérimentales ayant trait :

1º A l'anatomie et à la physiologie des articulations sacro-
iliaques avant et après la symphyséotomie ;

2º A l'appréciation du bénéfice de la symphyséotomie ;

3º A la technique opératoire.

Mais avant, j'ai un devoir à remplir.

Je ne pouvais signer ce rapport que de mon nom, alors
qu'il est véritablement le résumé des travaux de trois personnes : le professeur Farabeuf, le professeur agrégé Varnier et moi. Si, dans le cours de l'exposition qui va suivre, le
rôle de Farabeuf ne tarde pas à vous apparaître tel qu'il est,
c'est-à-dire capital, celui de Varnier vous semblera peut-être
très effacé. Messieurs, il n'en est rien. Vous savez tous les
efforts dépensés par notre collègue pour faire connaître et
apprécier la symphyséotomie. Vous connaissez ses nombreuses publications sur ce sujet, mais je veux et je dois
vous dire que sa collaboration a été incessante près de moi.

Il n'est pas d'observations, pour ainsi dire, dans lesquelles
il n'ait été ou acteur ou témoin, et si, dans l'ensemble de nos
travaux, on déterminait notre part respective, je dois avouer
que la part de l'élève l'emporterait sur celle du maître.

Cela je devais le dire, et j'ajoute que ce n'est pas la
moindre de mes satisfactions.

Depuis le 4 février 1892 jusqu'au 8 mars 1894, 38 agrandissements du bassin ont été pratiqués à la clinique Baudelocque : 36 symphyséotomies, 1 pubiotomie et 1 ischio-pubiotomie ou opération de Farabeuf.

De ces 36 symphyséotomies :

23 ont été pratiquées par Pinard ;

6 par le Dr Varnier, professeur agrégé ;

3 par le Dr Lepage, chef de clinique ;

3 par le Dr Wallich, chef de clinique ;

1 par le Dr Potocki, chef de clinique.

1 pubiotomie a été pratiquée par le Dr Varnier.

l ischio-pubiotomie ou opération de Farabeuf par Pinard.

Ces 38 agrandissements momentanés du bassin ont donné les résultats bruts suivants :

Femmes : Guéries, 36; mortes, 2.

Enfants : Vivants, 34; morts, 4.

La pubiotomie et l'ischio-pubiotomie ont donné un succès complet pour la mère et pour l'enfant. Ce qui fait un total de 74 vivants et 6 morts. C'est moi-même qui ai pratiqué la symphyséotomie chez les deux femmes qui ont succombé.

Examinons successivement les causes qui ont amené la mort chez les deux femmes et les quatre enfants.

La première femme qui a succombé (obs. 564, XXe symphyséotomie) (1), a été opérée dans les conditions suivantes : en travail depuis trois jours, œuf ouvert depuis soixante-six heures, liquide amniotique vert, épais et extrêmement fétide, ayant été touchée en ville plusieurs fois par une sage-femme et un médecin.

L'opération ne présenta aucun incident. Il y eut réunion immédiate de la plaie superficielle. La femme mourut le neuvième jour, d'une septicémie à staphylocoques. Bien que cette femme fût compromise à son entrée dans le service, ayant constaté que l'enfant était vivant, je pratiquai la symphyséotomie, convaincu que cette opération ne pourrait être nuisible qu'à ma statistique et nullement à l'opérée.

C'est encore aujourd'hui ma conviction après les résultats de l'autopsie. La deuxième femme (obs. 1840, XXVIIe symphyséotomie) (2) avait un bassin vicié par spondylolisthésis. Opérée dans les meilleures conditions, cette femme mourut, le septième jour, d'une obstruction intestinale causée par une bride, ou plutôt une frange très mince, située à l'union de l'S iliaque et du rectum et que la laparotomie pratiquée le cinquième jour, n'avait pu faire découvrir. Aucune trace d'un processus inflammatoire ne put être découverte à l'autopsie

---

(1) Voir *Ann. de Gynécologie*, t. 39, p. 529.

(2) Voir plus loin, page 443.

— 7 —

dans le petit bassin, ni au niveau des articulations sacro-
iliaques. Il est donc impossible de voir, dans ce cas, un
rapport entre la cause de la mort et la symphyséotomie.

Les quatre enfants morts sont les enfants de la première,
de la quatrième, de la treizième et de la vingt-huitième
symphyséotomie.

Le premier mourut le troisième jour après la naissance ;

Le deuxième mourut le deuxième jour après la naissance ;

Le troisième mourut seize heures après la naissance (1).

Le quatrième mourut quelques instants après la naissance (2).

Pour le premier, la mort a été produite par une fracture
d'un pariétal au moment de l'extraction de la tête dernière.

L'écartement du bassin n'était certainement pas suffisant
vu le volume de la tête et le rétrécissement pelvien.

Le deuxième n'a pu vivre par défaut de développement.
J'avais dans ce cas provoqué l'accouchement et interrompu
la grossesse trop tôt ; l'autopsie ne révéla aucune lésion des
organes de l'enfant, qui ne pesait que 2,130 gr.

Le troisième succomba, comme le premier, à la suite d'une
fracture portant cette fois sur le frontal. L'écartement des
pubis fut avant l'extraction de 3 centim. seulement, la tête
très ossifiée, volumineuse (diamètre B.P. 93), saisie irrégu-
lièrement, s'engagea difficilement, et la cuiller du forceps
détermina la fracture. Dans ce cas c'est le forceps qui doit
être incriminé.

Le quatrième a succombé par suite de fractures multiples
dues à des applications de forceps au détroit supérieur faites
avant l'arrivée de cette femme dans le service. Malgré ces
fractures, que le toucher manuel ne me fit pas reconnaître, le
rythme des battements du cœur était normal, et c'est pour
cette raison que je pratiquai la symphyséotomie.

Ainsi sur ces quatre cas de mort chez l'enfant :

---

(1) Voir *Ann. de Gynécologie*, t. 38, p. 433, 438, 449.
(2) Voir plus loin, page 445.

L'un, le premier, est imputable à mon inexpérience (j'avais sectionné la symphyse incomplètement et non agrandi le bassin) ;

Le deuxième à l'accouchement provoqué par trop prématuré ;

Le troisième à une application de forceps irrégulière avec un écartement préalable insuffisant ;

Le quatrième à des applications de forceps faites avant la symphyséotomie.

Voyons maintenant quelles sont les complications et les accidents qui se sont produits au moment de l'opération ou depuis, et quel est à l'heure actuelle l'état de santé de nos opérées. Au point de vue des complications, j'ai à noter ce qui s'est produit dans les deux observations 1071 et 1656.

Chez la femme qui fait le sujet de l'observation 1071 (1), un développement exagéré de veines au niveau de la région pubienne, et une déviation de la symphyse déterminèrent M. Varnier à pratiquer la pubiotomie après quelques recherches infructueuses de la symphyse. Les suites opératoires furent aussi simples et la consolidation du bassin aussi rapide qu'après la symphyséotomie.

Chez la femme qui fait le sujet de l'observation 1656 (2), le membre inférieur droit est ankylosé avec le bassin, la symphyse n'est plus sur la ligne médiane mais déviée à droite et le bassin est asymétrique. Après la section de la symphyse, en produisant moi-même l'agrandissement du bassin, je constatai que l'écartement des pubis ne se produisait pas d'une façon symétrique ; la moitié gauche s'écartait librement tandis que la droite restait plus ou moins immobile, et il en résulta, d'une part, que les deux surfaces de section ne furent bientôt plus dans le même plan et que, d'autre part, tandis que la gauche était éloignée de la ligne médiane, la droite s'en était peu écartée. Or, pendant l'extraction de la

(1) Voir *Ann. de Gynécologie*, t. 41, p. 11.
(2) Voir *Ann. de Gynécologie*, t. 41, p. 18.

tête par le forceps, la vessie fut comprimée et lésée à ce niveau. Il se produisit une fistule vésico-vaginale qui a été opérée par le Dr Segond et qui est en voie de guérison.

Je n'ai constaté d'accidents dans aucun cas pendant la section et l'agrandissement du bassin. Les hémorrhagies veineuses en nappe que l'on constate assez souvent après la section de l'arcuatum ont toujours été arrêtées à l'aide d'un simple tamponnement avec une éponge.

Pendant l'extraction du fœtus, j'ai vu se produire cinq fois chez des primipares une déchirure de la paroi antérieure du vagin faisant communiquer ce canal avec la plaie opératoire. Mais ces déchirures étaient peu étendues et se réunirent par première intention, trois fois à la suite d'un tamponnement à la gaze iodoformée, deux fois après l'application de deux points de suture.

L'application préalable du ballon Champetier rendra cet accident de plus en plus rare.

Enfin, chez une de nos opérées, il se produisit, quelques jours après la symphyséotomie, de l'incontinence d'urine sans aucune lésion de l'appareil urinaire. Cette femme, qui eut des suites de couches absolument apyrétiques, se leva le vingt-deuxième jour et quitta la clinique le trente-deuxième jour. Je l'adressai à notre très distingué confrère le Dr Larat qui diagnostiqua une parésie du sphincter vésical de cause hystérique et institua un traitement électrique qui amena bientôt la guérison.

Chez toutes nos opérées, la consolidation du bassin fut telle qu'elles purent quitter leur lit, se lever et marcher avec facilité en moyenne vers le vingtième jour.

Celles que nous pûmes suivre reprirent leurs occupations antérieures et, pour montrer que le bassin recouvre bien sa solidité après la section de la symphyse, je me contenterai de dire qu'une de nos opérées est restée nourrice pendant un an dans le service, restant debout toute la journée et souvent la nuit; une autre est restée comme infirmière; une troisième est porteuse de pain et monte des étages du matin au soir ; une quatrième fait souvent le voyage de Charenton à Paris à pied et en portant son enfant sur les bras.

Une de nos opérées est devenue enceinte trois mois après avoir été symphyséotomisée, n° 1409 (1). Sa grossesse n'a déterminé aucun relâchement pathologique des symphyses et elle a continué ses occupations jusqu'au huitième mois. Une rupture prématurée des membranes la fit entrer à la clinique où elle accoucha spontanément d'un enfant du poids de 3,250 gr. Le dix-septième jour, elle quitta le service complètement rétablie.

Une deuxième, n° 609, est à l'heure actuelle enceinte de cinq mois ; sa grossesse évolue normalement, et elle ne souffre en aucune façon de ses articulations pelviennes.

Quant aux enfants, il me suffira de donner ici le chiffre de leur poids au moment où ils ont quitté la clinique et il sera facile, en se reportant aux pièces justificatives, c'est-à-dire aux observations annexées à mon rapport, de se convaincre de leur développement normal et régulier.

**Poids des enfants au moment de leur sortie
de la Clinique Baudelocque.**

2e Symphyséotomie	4630 gr.	21e Symphys.	2250 gr.
3e —	3000 —	22e	3600 —
5e —	3824 —	23e —	3980 —
6e —	4000 —	24e —	2930 —
7e —	4340 —	25e —	3380 —
8e —	4090 —	26e —	3150 —
9e —	3630 —	27e —	3580 —
10e —	3420 —	29e —	3500 —
11e —	4840 —	30e —	3790 —
12e —	4610 —	31e —	3080 —
14e —	3980 —	32e —	3590 —
15e —	3180 —	33e —	3440 —
16e —	4060 —	34e —	3370 —
17e —	3020 —	35e —	3200 —	Ces deux enfants sont encore dans le service.
18e —	4130 —	36e —	3680 —	

(1) Voir *Ann. de Gynécologie*, t. 38, p. 415, 10e symphyséotomie.

19ᵉ Symphyséotomie 3950 gr.   Ischio-pubiotomie . 5560 gr.
20ᵉ   —   3790 —   Pubiotomie..... 4390 —

Nous n'avons pu suivre tous ces enfants ; cependant nous en avons revu le plus grand nombre et tous se portent bien et se développent régulièrement, sauf un, celui de la troisième symphyséotomie, chez lequel on constate, à l'heure actuelle, une hydrocéphalie assez accusée. Je ferai remarquer, à ce sujet, que plusieurs tentatives d'applications de forceps avaient été faites par mon collègue le professeur Fochier et par moi, avant de pratiquer la symphyséotomie. Ces tentatives, restées infructueuses au point de vue de l'extraction, avaient cependant déterminé au moins une fracture du crâne (voir l'observation) (1). Et il n'est peut-être pas déraisonnable de penser que ce traumatisme a joué un rôle dans l'étiologie de l'hydrocéphalie.

La femme Trémoulet, chez laquelle j'ai pratiqué *l'opération de Farabeuf*, marche et danse aussi bien qu'avant son opération. Elle est revenue récemment dans mon service, où j'ai pu la montrer à mes élèves, ainsi que sa fille, qui est une superbe enfant.

La femme chez laquelle M. Varnier a pratiqué la pubiotomie se trouve, ainsi que son enfant, dans d'aussi bonnes conditions.

Tel est notre bilan... apparent.

Je dis apparent, Messieurs, car nous verrons tout à l'heure qu'il a et qu'il doit avoir une tout autre signification.

Quoi qu'il en soit, si je compare ce que nous avons fait depuis le 4 février 1892, et chaque jour avec plus d'assurance et aussi avec plus de rigueur, et les résultats obtenus pendant deux années, avec ce que nous faisions, et les résultats que nous avons obtenus pendant les deux années précédentes, j'ai le tableau ci-dessous :

---

(1) *Ann. de Gynécologie*, t. 38, p. 436.

<table>
<tr><td>1890-1891.</td><td>1892-1893.</td></tr>
<tr><td>Accouchements provoqués pour cause de viciation pelvienne.</td><td>Agrandissement momentané du bassin.</td></tr>
</table>

1890-1891.		1892-1893.	
64. *Résultats*. F. vivantes.	62	38. *Résultats* : F. vivantes.	86
F. mortes.	2	F. mortes.	2
Enf. vivants.	85	Enf. vivants.	34
Enf. morts.	30	Enf. morts.	4
(1 jumeau)			
Total : 97 vivants et 32 morts.		Total : 70 vivants et 6 morts.	

Je ne poursuivrai pas davantage cette comparaison ; ceux qui voudront la faire en détail et preuves en mains n'auront qu'à lire le *Fonctionnement de la Maison d'accouchements Baudelocque* (1), publié chaque année par le Dr Lepage, et le travail du Dr Pierre Farabeuf intitulé *Les bienfaits de la symphyséotomie* (2).

Alors ils ne tarderont pas à être convaincus, je l'espère, de la supériorité de cette méthode qui consiste à agrandir momentanément le bassin, dans tous les cas où il y a disproportion entre la filière pelvienne et la tête fœtale, et dans tous les cas seulement où cet agrandissement mesuré, calculé à l'avance, peut permettre le passage d'une tête de fœtus à terme.

Ils y verront que depuis deux années, alors que je suis de plus en plus rigoureusement cette méthode, les interventions sont devenues de moins en moins fréquentes.

Je mets hors de cause immédiatement ce résultat immense, à savoir : la disparition définitive de l'embryotomie sur l'enfant vivant.

Ce progrès seul suffirait à légitimer mon enthousiasme et ma reconnaissance pour cette méthode. Mais il en est d'autres également d'une importance extrême.

Combien de fois, auparavant, aurais-je interrompu le cours de la grossesse chez ces femmes ayant un rétrécissement du

---

(1) Paris, Steinheil, éditeur.
(2) Paris, Steinheil, éditeur, 1893.

bassin et qui sont accouchées spontanément dans mon service ? Les chiffres sont là, et démontrent que nombre d'enfants sont nés à terme, spontanément, dans d'excellentes conditions pour se bien développer, alors que je les aurais exposés, en les faisant naître prématurément, aux risques de la faiblesse congénitale tout d'abord, et ensuite aux conséquences non moins graves de cette naissance avant terme qui, pour Little et pour la plupart des neuro-pathologistes les plus compétents à l'heure actuelle, est cause de la pluralité des diplégies cérébrales de l'enfance ; n'est-ce point là encore un progrès ?

Ils y verront aussi que nous avons absolument abandonné toute application de forceps qui doit forcer une tête à pénétrer dans un bassin rétréci, depuis que mon collègue Farabeuf (il ne veut pas que je dise ce qu'il m'est, c'est à-dire mon maître) nous a prouvé quelle abominable besogne nous accomplissions, en tirant avec le forceps, sur une tête arrêtée au détroit supérieur. Ce sont ces raisons qui m'ont déterminé à formuler les conclusions qui se trouvent à la fin de mon rapport, après l'exposé des recherches anatomiques et expérimentales qu'il me reste à vous faire connaître.

B. — PARTIE ANATOMIQUE ET EXPÉRIMENTALE

Résumé de quelques recherches du professeur **Farabeuf.**

ARTICLE PREMIER

Sur l'anatomie et la physiologie des articulations sacro-iliaques avant et après la symphyséotomie.

Ces notions anatomiques sont ennuyeuses, mais elles sont de nature à prévenir quelques erreurs, à signaler de fausses pistes et à donner des indications utilisables pour le praticien. Vous le verrez, si vous voulez bien être très patients au cours et à la fin de cet article, comme aussi au cours de deux autres.

La base, le fond des études dont je vous rends compte est

toujours anatomique. M. Farabeuf dissèque, mesure, calcule, dessine, expérimente et construit des appareils (ils sont sous vos yeux) pour amplifier les démonstrations... mais il ne veut pas mettre le pied sur le terrain clinique. C'est justement ce respect de notre compétence à nous, sur ce terrain, qui doit nous donner confiance dans les recherches patientes et positives de mon éminent collègue, recherches sans lesquelles j'aurais souvent hésité, car je leur ai demandé bien des fois d'éclairer et d'affermir ma route.

Ce grand appareil en bois découpé représente la face interne de l'ilium droit. On y voit la surface articulaire, l'auricule et ses deux cornes; plus en arrière une éminence rugueuse, la pyramide; enfin en bas les deux épines postérieures, la grosse ou supérieure, la petite ou inférieure. Maintenant on y applique, avec les dernières vertèbres lombaires, le sacrum et le coccyx que vous voyez de profil et de l'autre côté. Vous apercevez facilement l'apophyse transverse de la cinquième lombaire. C'est là qu'aboutit, descendant, oblique en bas et en dedans, le premier des puissants *ligaments ilio-transversaires* qui suspendent la base de la colonne vertébrale entre les deux iliums, soutenus euxmêmes par les fémurs dans la station debout.

Au-dessous de la cinquième lombaire, en arrière et audessus de l'auricule du sacrum, voyez ce qu'on appelle l'apophyse transverse (**t**, fig. 1) de la première pièce ou vertèbre sacrée. Là descend le deuxième ligament ilio-transversaire, *ilio*-transverso-*sacré*, en tout analogue au premier, dit *ilio*-transverso-*lombaire*, comme usage et comme insertions.

Cette prétendue apophyse transverse sacrée n'est que la moitié supérieure et ascendante de la partie osseuse qui, sur chaque vertèbre sacrée, mérite ce nom.

L'auricule est formée par les pièces costales; ne nous en occupons pas. Mais jetez les yeux entre les deux premiers trous sacrés postérieurs: c'est bien l'apophyse transverse de la deuxième vertèbre sacrée qui sépare ces trous. Suivezla en dehors; vous la verrez se bifurquer et fournir :

1º Une moitié supérieure, qui monte se conjuguer avec la moitié inférieure descendante de la première transverse, en formant un premier tubercule de conjugaison (**1**, fig. 1); 2º une moitié inférieure, qui descend à la rencontre de la moitié ascendante de la transverse sous-jacente (**2**, fig. 1).

Ainsi de suite et partout la même chose.

Dans la bifurcation des apophyses transverses supérieures,

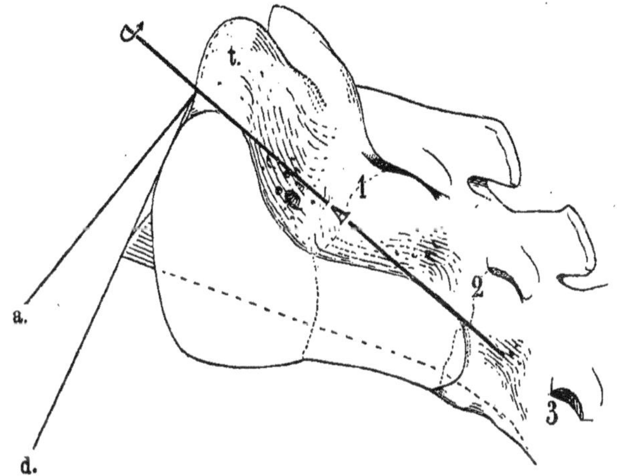

FIG. 1. — Profil gauche d'un sacrum, grandeur naturelle. — **t**, moitié ascendante de la première apophyse transverse sacrée, montant recevoir le premier ligament ilio-transversaire sacré. — 1, 2, 3. les trois premiers tubercules conjugués. Sur 1 et sur 2, des points indiquent les lignes de conjugaison des vertèbres sacrées, lignes prolongées jusqu'à travers la surface articulaire. Celle-ci est coupée dans le sens de la longueur par le profil de la partie médiane de la face pelvienne du sacrum.

La ligne oblique A est l'axe de charnière autour duquel tourne l'os iliaque après la pelvitomie. C'est donc dans un plan parallèle à la perpendiculaire a que se déplaceraient les pubis, si l'axe n'avait pas en outre une seconde obliquité. **d** représente le plan du détroit supérieur.

il y a d'énormes trous vasculaires. C'est aux *tubercules conjugués* qu'aboutissent les ligaments ilio-sacrés, ou mieux *ilio-transversaires*, qui font suite aux deux premiers signalés plus haut. Le ligament du premier tubercule conjugué sacré — le 3e ligament comme rang — est le premier par l'importance.

Un grand nombre de faisceaux de direction différente viennent s'insérer çà et là au sommet et au pourtour de ce tubercule ; ils descendent du sommet et du pourtour de la saillie iliaque qui est la pyramidè. Dans son ensemble, ce ligament mérite son nom de *vague*. Sa situation peut, au point de vue de la nutation, le faire appeler *axile*, quoique des faisceaux épars et de direction variée semblent impropres à constituer un axe proprement dit.

Messieurs, le premier conjugué sacré et la saillie pyramidale iliaque se regardent par leur sommet, et souvent de trop près. Si un contact osseux, fréquent chez les sujets âgés, l'était de même chez les femmes que nous opérons, nous rencontrerions, plus souvent que cela n'arrive, un obstacle considérable à l'écartement des pubis.

Le deuxième conjugué sacré, ainsi que vous pouvez le voir, correspond à l'épine postérieure et supérieure qui, bien entendu, s'y unit par un court et puissant ligament ilio-transversaire-sacré qui a le quatrième rang. Ici encore, il peut y avoir contact osseux au centre même du court paquet ligamenteux usé par le frottement.

Zaglas (1) a bien vu que le relèvement de la pointe sacrée — c'est la nutation, la chute en avant de l'angle sacrovertébral — tendait à établir ce contact, et qu'au contraire la contre-nutation le détruisait. Eh bien, si vous le soupçonnez jamais, ce contact, sachez que la flexion de la cuisse poussée au point d'agir sur l'os iliaque l'exagère, mais que l'extension forcée de la cuisse tend à le détruire.

Enfin, au troisième tubercule conjugué sacré, situé bien au-dessous de l'épine iliaque postérieure, descend le dernier ligament ilio-transversaire, celui qu'on appelle vertical postérieur. Il est long. Plus longues encore sont les fibres insignifiantes qui se prolongent jusqu'à la place qu'occuperait le quatrième et dernier tubercule s'il se développait.

---

(1) *Monthly Journal of med. Science*, 1851, XIII, p. 289. Rapport fait par GAIRDNER et BARLOW, sur un travail manuscrit de Zaglas.

Voilà, Messieurs, tout le système des précieux ligaments
suspenseurs du poids du tronc. Aucun d'eux ne souffre de la
symphyséotomie ; aucun d'eux ne s'y oppose ; tous sont relâchés par l'opération.

Quand, après avoir rompu ou décollé les fibres antérieures
ou intrapelviennes sacro-iliaques, l'articulation s'ouvre,
comme une charnière, où et comment s'établit l'axe nécessairement droit de la charnière? Évidemment cet axe recti-
ligne est situé derrière les surfaces contiguës qui sont les
auricules. Or, de ces auricules convexes en avant, le milieu
est antérieur, notablement antérieur à la ligne droite qui
unirait la corne ou extrémité supérieure à la corne inférieure.
De plus, en arrière des limites postérieures des deux cornes,
les deux os ilium et sacrum semblent momentanément se
fuir : il en résulte ce précieux intervalle qui permet justement
l'écartement des pubis. L'axe de la charnière (A, fig. 1) descend
oblique en bas et en arrière, d'une corne à l'autre de l'auricule,
mais du bord postérieur de l'une au bord postérieur de l'autre ;
de sorte que certains faisceaux du ligament vague axile,
courts et insérés dans la concavité auriculaire, sont à quelques
millimètres en avant de cet axe. Ils résisteraient beaucoup
s'ils étaient plus en avant, ils résistent déjà quand on pousse
la disjonction très loin. Mais peu importe qu'on les rompe ! Il
y en a d'autres qui suffisent amplement et que nous con-
naissons : la série des ligaments ilio-transversaires.

Messieurs, il faut maintenant parler des autres conditions
de solidité que présentent les articulations pelviennes, car
nous devons ou les respecter ou les rétablir.

M. Farabeuf, ému de la proposition de M. de Phénoménoff,
s'est empressé de la combattre publiquement dans son cours.

« Nous savons tous, a-t-il dit, que le poids du tronc debout
« est pour ainsi dire déposé sur le sacrum.

« Cet os, pour transmettre sa charge aux iliums n'est-il
« que suspendu par les puissants ligaments ilio-transver-
« saires ci-dessus décrits?

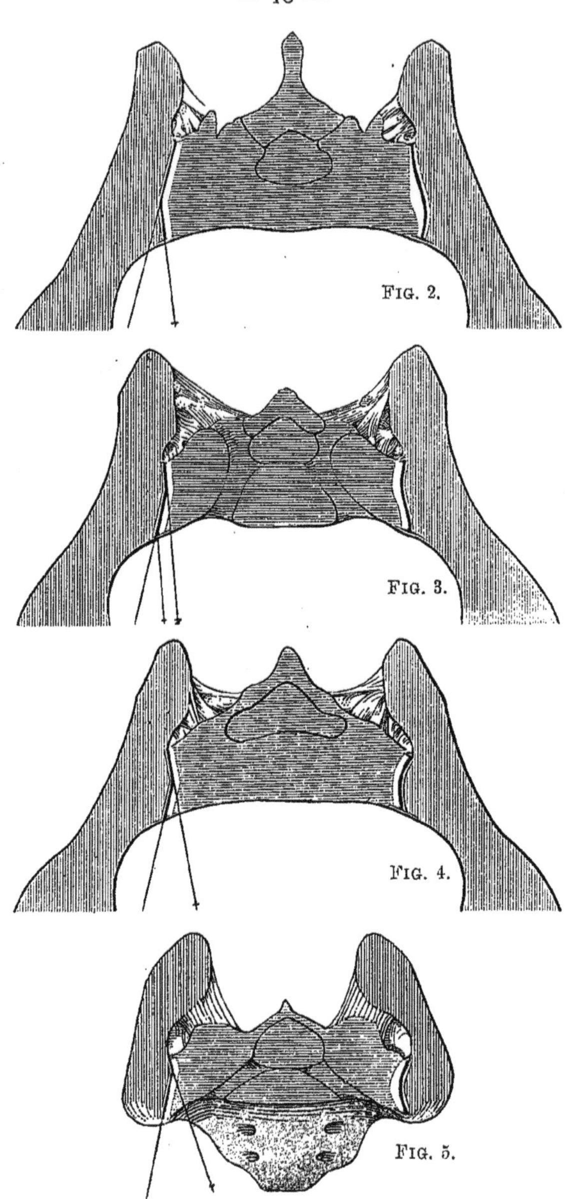

FIG. 2.

FIG. 3.

FIG. 4.

FIG. 5.

« Beaucoup le disent encore, accusant le sacrum d'avoir
« les flancs taillés à l'envers de ce qu'il faudrait pour qu'il
« fît clef de voûte.

« *Cette erreur doit disparaître.*

« Si, comme Lesshaft vient de le faire, l'on coupe le bassin
« suivant le plan vertical transverse, passant par les têtes
« du fémur — plan dans lequel le poids du tronc se trans-
« met pendant la station debout — le sacrum se montre très
« nettement clef de voûte, plus large en haut qu'en bas.

« Mais lorsqu'un portefaix s'incline en avant, comme il
« arrive quand il porte un lourd sac de farine, le plan de
« transmission aux têtes fémorales se rapproche du plan du
« détroit supérieur. Eh bien, même dans cette attitude, le
« sacrum n'est pas un coin renversé. »

J'ai vu les coupes de M. Farabeuf, passant par divers
étages successifs des surfaces articulaires. Sur toutes, l'auricule du sacrum présente une partie assez large, bien taillée,
et *suffisante pour faire clef* (fig. 2, 3, 4 et 5). Du reste, ce
grand détroit supérieur en bois découpé montre bien de
loin cette disposition. S'il en était autrement, si le sacrum
n'était retenu que par suspension, où serait la solidité que
Lesshaft a vue supporter plusieurs milliers de kilogrammes?

Les coupes auxquelles je fais allusion et les figures qui
sont sous vos yeux montrent aussi l'engrènement des deux
os et comment le sacrum est bien pris, bien serré, entre les
iliums inflexibles, par les ligaments postérieurs et par ceux
de la symphyse du pubis, tous inextensibles. Telle la pièce
de fer intermédiaire d'un casse-noix serré par la main.

Messieurs, l'engrènement de l'ilium dans le sacrum nous
intéresse encore à un autre point de vue, celui de la *nutation*. Sur ce sujet, les données courantes n'ont pas semblé
suffisantes à mon collègue.

FIG. 2, 3, 4, 5. — Quatre coupes étagées, à peu près parallèles au détroit
supérieur, traversant les articulations sacro-iliaques. Ces figures montrent
que, même dans cette direction, il y a de chaque côté une partie assez
large des auricules, différemment située suivant les étages, taillée comme
les faces d'une clef de voûte (V. les lignes terminées par une croix).

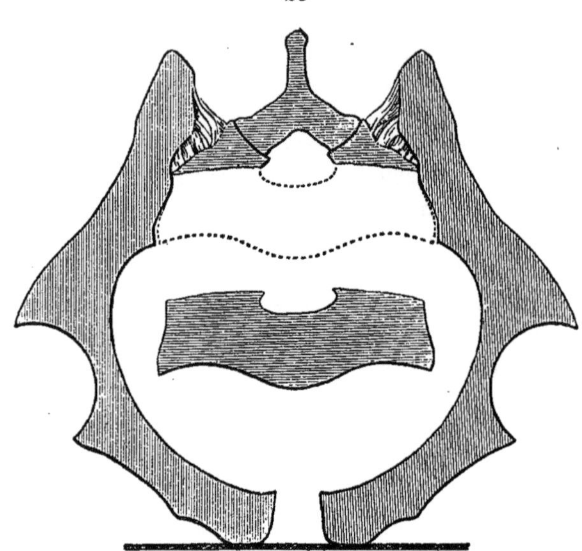

FIG. 6. — Coupe pelvienne parallèle et sous-jacente au détroit supérieur. — Pubis écartés d'un travers de doigt et appuyés sur un plan horizontal.

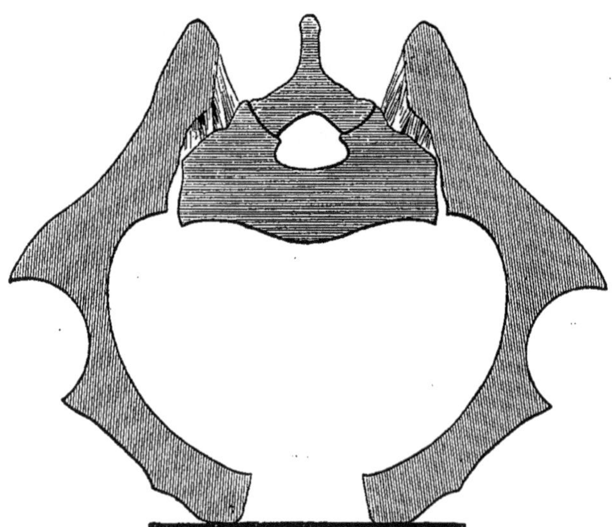

FIG. 7. — Coupe pelvienne parallèle et sous-jacente au détroit supérieur.

Quelques-uns placent l'axe de nutation à travers les surfaces articulaires qui ressembleraient, du côté de l'ilium à une tête, et du côté du sacrum à un cotyle.

La plupart savent que l'axe des mouvements est situé en arrière des auricules, à travers la masse du ligament vague qui descend de la pyramide iliaque au premier tubercule conjugué sacré. Des travaux fort sérieux ont été publiés en Allemagne sur ce sujet. Mais celui de *Zaglas* avait paru *vingt ans auparavant.*

Nous avons déjà vu que le ligament vague, axile parce que ses faisceaux sont dispersés autour de l'axe, ne pouvait évidemment centrer un mouvement précis.

« Regardez ces surfaces articulaires, me disait M. Farabeuf, — en me montrant des pièces anatomiques avec lesquelles je n'ai pas osé voyager de peur de scandaliser les douaniers,—vous verrez : sur le sacrum, un croissant, *un rail creux arqué* autour du point réputé axile (fig. 8, page 416). Sur l'ilium, un croissant — également arqué, mais *en relief* et *visiblement moulé dans la concavité du précédent* — vous fera deviner la nature et la précision des mouvements des deux os, si peu étendus qu'ils soient.

« Avec des surfaces inégales, irrégulières, tout glissement serait impossible, et c'est ce qui arrive chez les vieillards et beaucoup d'autres sujets ; avec des surfaces planes, le glissement se ferait en tout sens, sans précision ni solidité ; avec ces arcs se pénétrant réciproquement, ne fût-ce que d'un

---

La figure 6 rappelle une expérience démontrant que le sacrum n'est pas seulement suspendu par les ligaments, mais que sa partie articulaire est engrenée suffisamment pour faire clef de voûte. Un trait de scie à chantourner ayant séparé cette partie articulaire du reste du sacrum, l'on constate qu'elle ne tombe qu'après un écartement notable des pubis. Si l'on rapproche ceux-ci. après l'avoir remise en place, elle s'y tient, solide au poste, capable de supporter une forte pression.

Sur la figure 7, les pubis très écartés sont appuyés sur un plan horizontal ; une pression exercée sur le sacrum simule le poids du tronc. L'écartement des pubis a désengrené les surfaces articulaires sacro-iliaques, des deux côtés. Le sacrum n'étant plus serré, les ligaments ilio-sacrés relâchés le laissent d'abord s'enfoncer et ne l'arrêtent suspendu que lorsqu'ils ont retrouvé leur tension.

millimètre, le mouvement reste précis et centré, si vagues que soient les divers faisceaux du ligament axile. Le mouvement est fort peu étendu; il faut choisir les sujets jeunes adultes, pour le bien observer. Il ressemble, moins la rapidité, à celui du balancier d'une montre. »

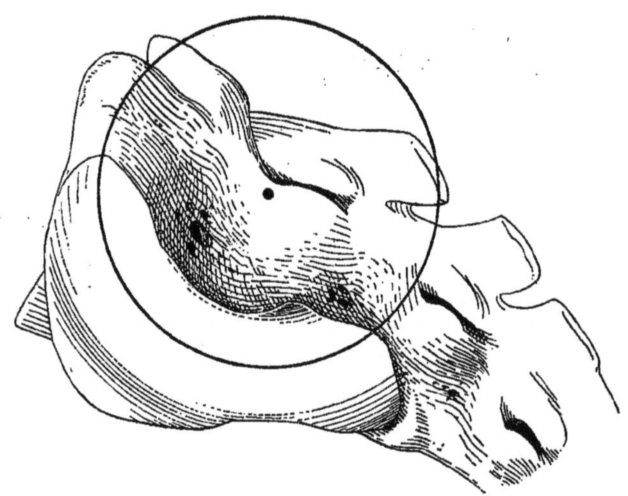

Fig. 8. — Profil gauche d'un sacrum, grandeur naturelle. Sur la *surface* articulaire dite *auriculaire*, on voit la gorge peu profonde mais bien arquée autour d'un centre situé sur le premier tubercule conjugué. A l'état frais, de nombreux et forts trousseaux fibreux, de direction variée, viennent de la surface de la saillie pyramidale de l'ilium s'attacher à la surface de ce tubercule, constituant le *ligament vague* ou encore *axile*, parce que le centre de la moulure articulaire, c'est-à-dire l'axe des mouvements de nutation et de contre-nutation passe au milieu de ses faisceaux.

Chose remarquable, la nutation, c'est-à-dire la chute de l'angle sacro-vertébral, qui se produit au maximum chez l'homme légèrement penché en avant et pesamment chargé, distend et met en jeu certains ligaments d'arrêt antérieurs

Fig. 9 et 10. — Écartement permanent des pubis avec union flexible. Station sur un seul pied, sujet vu de face. Le poids du tronc réapplique le sacrum à l'os iliaque correspondant au membre à l'appui, et rend béante et disloquée l'articulation sacro-iliaque de l'autre côté.

En supposant les pubis tenus à distance par un cal solide et inflexible, le sacrum à chaque pas se balancerait d'un côté à l'autre, entre les auricules.

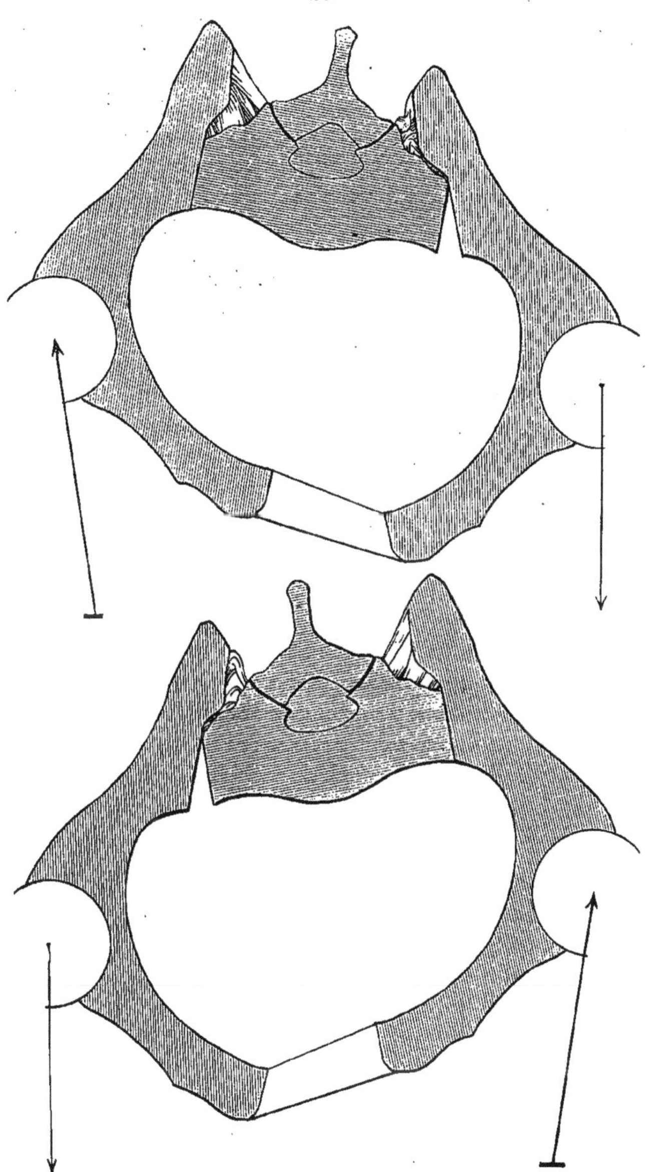

FIG. 9 et 10. — Coupes pelviennes parallèles et
sous-jacentes au détroit supérieur.

et voisins des extrémités de l'auricule, qui jouent le rôle de freins et serrent les os l'un contre l'autre.

Dans quelles conditions différentes se trouvent les articulations sacro-iliaques après la symphyséotomie, pendant l'écartement des pubis ? Vous le devinez, Messieurs.

La béance antérieure imposée aux jointures sacro-iliaques, désengrène les surfaces articulaires ; la nutation n'est plus centrée, elle est folle, extrêmement étendue ; toute solidité est perdue ! Un tel état, s'il se maintenait, produirait ce désastre que vous connaissez sous le nom de relâchement des symphyses.

C'est pour cela qu'au moment où plusieurs accoucheurs méditaient l'*agrandissement permanent du bassin*, par écartement des pubis, M. Farabeuf a jeté les hauts cris. « Gardez-vous bien, disait-il à ses élèves, de desserrer ainsi les articulations sacro-iliaques. Si vous avez l'imagination inventive, pensez plutôt à les consolider par un léger raccourcissement des pubis, des jantes de l'arc pelvien antérieur, à l'imitation du charron qui châtre une vieille roue. »

M. Farabeuf, ayant démontré la nécessité de rapprocher les pubis pour avoir des articulations sacro-iliaques solides, va nous donner quelques renseignements sur la possibilité de le faire sûrement et facilement.

Une ceinture plâtrée, qu'on pourrait rendre imperméable et tenir propre, approcherait de son idéal. Il déconseille les lits mécaniques, et redoute les escarres au sacrum. Il accuse les poids et les élastiques, d'exercer une pression constante inutile, et de se laisser vaincre par les muscles de l'opérée.

Il a travaillé à créer un arc métallique antérieur à charnière et à vis, qui serre deux gouttières métalliques sur les crêtes iliaques et les trochanters, mais il craint que, sans l'intermédiaire d'un épais coussin plâtré moulé sur les parties, un tel appareil ne s'applique jamais bien.

C'est la suture qu'il voudrait voir employer, non la suture osseuse qu'un accoucheur fatigué aurait de la peine à bien faire, mais la *simple suture fibreuse* à fils perdus.

De prime abord, on pourrait craindre que les faisceaux symphysiens étant en majorité transversaux, ne fournissent pas un point d'appui solide à des fils placés dans le même sens. Jetez les yeux sur les figures 21 et 22, p. 437 et 439, de mon collègue, et vous serez rassurés. Le manchon fibreux péri-osseux est singulièrement épais en avant et en bas. ; et tout de suite, vous remarquerez ces rubans fibreux qui descendent de chaque côté, jusque sur les piliers de l'arcade.

Ils sont résistants, solidement attachés et doublés sinon triplés, dans la profondeur, d'autres également puissants.

J'ai vu des points de suture mis à l'épreuve. Tous les fils, toutes les ficelles se sont rompus, les rubans, eux, ne se sont ni décollés, ni coupés, ni éraillés. Nous avons donc là de chaque côté deux appuis invincibles pour des sutures perdues aussi serrées que nous voudrons les faire ; et nous pouvons charger sur nos aiguilles plusieurs millimètres d'épaisseur.

En effet, les muscles *moyen adducteur* et *grêle interne* s'insèrent à cette colline osseuse que l'on voit devant le corps des pubis et qui limite le large fossé, rempli à l'état frais par les éléments mêmes de la symphyse. Une grande partie des faisceaux tendineux originels de ces muscles traversent la ligne médiane et vont à la colline osseuse du pubis opposé, concourant ainsi à la formation du manchon péri-osseux. D'autres fibres plus superficielles y viennent également prolonger la ligne blanche, c'est-à-dire croiser en X sur la ligne médiane : ce sont des fascicules tendineux du grand oblique de l'abdomen, notamment les piliers internes de l'anneau inguinal. La partie superficielle des rubans latéraux paraît venir de ces piliers, particulièrement des externes (fig. 21, p. 437).

La partie profonde fait suite à la moitié interne du grand droit. Ce muscle se termine en bas par une lame de faisceaux tendineux dont la moitié externe s'insère devant le pubis correspondant, tandis que la moitié interne, quelquefois ramassée en un gros faisceau qui se disperse plus bas, descend tressée avec les fibres transverses émanées des adducteurs, vers la colline osseuse et le pilier du côté opposé où elle prend des insertions étagées sur une grande longueur. En changeant de côté, les faisceaux tendineux internes du grand droit s'entrecroisent nécessairement ; ensuite leurs fibres, quoique tressées et adhérentes, deviennent parallèles et sous-jacentes aux rubans visibles à l'extérieur, capables en conséquence de fournir un appui aux fils de la suture.

ARTICLE II

Expériences, mensurations, tracés géométriques et calculs pour apprécier le bénéfice de la symphyséotomie.

MESSIEURS, lorsque nous reçûmes à Paris la visite de Spinelli, le disciple de Morisani, mon collègue connaissait, comme tout le monde, la puissance de la méthode antiseptique. Aussitôt qu'il eut constaté sur le cadavre que la symphyséotomie était une opération facile, inoffensive et efficace au point de vue de l'agrandissement du bassin, il devint partisan enthousiaste de cette opération. En dix minutes, il avait compris l'importance de la bonne parole qu'on nous apportait. Il ne fut pas long à trouver quelques bons écrits du commencement du siècle dont tous les enseignements étaient tombés dans l'oubli. Sa conviction vite faite, quoique solidement établie, son devoir lui apparut nettement.

Tout faire dans son domaine, tout prévoir, tout calculer, pour que la tentative qui allait se faire réussît !

Car il avait déjà démontré les raisons des méfaits du forceps ; il avait vu l'accouchement prématuré tuer immédiatement un grand tiers des enfants ; et de la version d'un fœtus inconnu au-dessus d'un bassin rétréci mal connu, il ne pensait pas grand bien.

Mais pour proscrire ces trois méthodes qu'il qualifiait de néfastes et d'aveugles, qu'il accusait d'aggraver la dystocie du détroit supérieur ; pour faire la révolution rêvée, il fallait quelque chose de meilleur. La symphyséotomie ne pouvait devenir ce quelque chose que si elle était bien pratiquée, c'est-à-dire étudiée d'abord, longuement et scientifiquement.

Tout de suite, ayant dans l'idée l'action meurtrière de l'anneau osseux sur le forceps et courant au plus pressé, il me démontra la *nécessité de rompre soi-même les articulations postérieures au degré nécessaire et d'ouvrir le passage à la tête du fœtus*, afin de lui épargner toute compression et tout travail.

Ses expériences montrèrent qu'il faudrait de la force pour pousser au degré nécessaire la disjonction des articulations sacro-iliaques; que cette force, les tractions sur le forceps appliqué après la section pubienne la donneraient, par multiplication, certainement suffisante, quoiqu'elles fussent modérées, mais en imposant une pression équivalente à la tête de l'enfant qui trop souvent y périrait. Combien d'enfants vivraient si on l'avait écouté partout! Varnier qui voit faire tout ce qu'il fait, et moi-même, nous comprîmes tout de suite : dès ma seconde opération et toujours depuis, nous fîmes suivre la *symphyséotomie complète d'une double arthroclasie postérieure*, c'est-à-dire d'une double disjonction sacro-iliaque capable de permettre l'écartement pubien suffisant dont vous connaissez le tableau dressé pour tous les degrés de rétrécissement (1). Car, pour *savoir ce que l'on faisait,* il fallut d'abord mesurer et calculer.

Afin de chasser des observations le vague, le néfaste vague (j'emploie les expressions de mon collègue), et de montrer à l'opérateur, pendant l'extraction, à quel degré d'écartement il en est, il fit construire un compas élastique indicateur qui reste en place entre les pubis depuis le commencement jusqu'à la fin de l'accouchement proprement dit.

La double arthroclasie qu'exigeait M. Farabeuf à un degré considérable et que nous pratiquions, faisait peur : on lui attribuait des « lésions anatomiques épouvantables ».

Tout se borne à un décollement avec ou sans éraillure du

---

(1) Les lecteurs des Annales ont eu sous les yeux plutôt deux fois qu'une, les figures démonstratives de Farabeuf. Celles qui concernent le forceps se trouvent encore dans les premières pages de ce numéro.

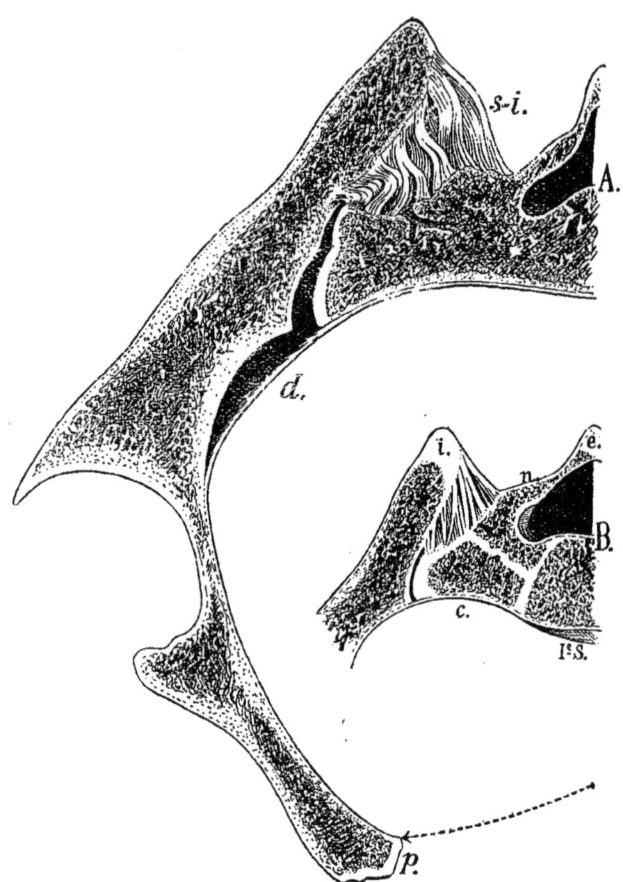

Fig. 11. — A. Après symphyséotomie, disjonction sacro-iliaque manuelle ou instrumentale de 0^m,06, 0^m,03 pour le pubis **p** représenté (2e temps de l'opération). Le périoste **d**, ligament antérieur, éraillé, étiré, se décolle; d'arc devenu corde il permet le nécessaire moyennant un décollement de de 0^m,04 au moins. Les indispensables ligaments sacro-iliaques **s-i** relâchés restent intacts.

B. Coupe à travers la première vertèbre sacrée et la symphyse sacro-iliaque d'un enfant de 3 ans : **n**, pièce neurale ; **c**, pièce costale développée incomplètement et ordinairement ankylosée avec l'os iliaque dans le bassin oblique ovalaire; **i**, épine iliaque postérieure et supérieure ; **e**, apophyse épineuse, l'une et l'autre encore cartilagineuses. Les pièces costales **c** forment l'auricule et de plus fournissent en arrière des insertions ligamenteuses.

périoste de l'ilium, de l'ilium seul (fig. 11), sur une longueur de quelques centimètres, longueur qui varie du reste pour un même écartement, avec la forme de la courbure initiale de la ligne innominée. Pas un seul ligament important, pas un seul nerf ou vaisseau ne peut être lésé dans cette région postérieure à moins de pousser les choses à un degré aussi excessif qu'inutile. On a vu (bassin ankylosé d'un côté) l'un des os écarter son pubis à 70 millim. de la ligne médiane sans qu'il en soit résulté rien de grave en arrière ! Un tel excès n'est pas à recommander. 70 millim., c'est justement le maximum pour l'écartement symétrique, 35 millim. par pubis.

Je parlerai dans l'article suivant, de la manière de faire et de régler cette deuxième partie de l'opération : l'ouverture suffisante du bassin.

Avant de l'entreprendre, il faut savoir quelle est cette étendue suffisante et nécessaire de l'écartement pubien, qui varie avec chaque degré de rétrécissement.

Je crois qu'il n'avait jamais été fait de calculs. Il était urgent d'en faire. Farabeuf les fit simples au risque de les faire approximatifs, afin que tout praticien pût les comprendre et au besoin les reproduire.

« C'est chose incroyable et pourtant vraie, m'écrivait-il, que des accoucheurs très nombreux, éminents parmi leurs confrères à d'autres points de vue, ne sachent véritablement ni voir ni compter. J'ai eu beau imprimer, parler, montrer, prouver, on écrit encore derrière moi que la symphyséotomie donne un bénéfice de 2 millim. à ajouter au diamètre utile, au conjugué, par centimètre d'écartement interpubien, soit 12 à 14 millim. de bénéfice pour le maximum d'écartement permis, 6 ou 7 centimètres !

« Avec des affirmations pareilles, tombant de la bouche des gens les plus haut placés, et répandues par la plume de leurs caudataires, les praticiens confiants concluent que les petits bassins, ceux de 80 millim. et au-dessous, ne peuvent être agrandis suffisamment par la symphyséotomie.

« Oui, quand les deux pubis sont écartés de 6 centimètres

la ligne droite transversale, le petit bâton que ces Messieurs
mettent et qui tient tout seul entre les os, n'est qu'à 10 ou
12 millim. plus loin du sacrum, que ne l'était le bourrelet
symphysien avant l'opération.

« Mais est-ce que la tête qui est ronde ne s'enclave pas,
dans cet écartement de 6 centim.? Daignez donc regar-
der pour voir. Coupez une symphyse, écartez les pubis; allez
un peu au delà de 6 centim. et appuyez le pariétal derrière
les pubis : la bosse saillera de 20 millim. en avant de la transversale bipubienne qui déjà gagnait 12. Or, 12 + 20, c'est
32 millim.

« Il y a un siècle, la minorité éclairée vit déjà ces deux
éléments du bénéfice ; elle ne réussit pas à préciser ni à se
faire comprendre.

« J'ai fait des calculs, des formes géométriques, des expériences cadavériques, tout concorde. Et avec mes chiffres
concordent toutes les observations cliniques où l'on a noté
en centimètres le diamètre pelvien, l'écartement pubien, le
diamètre céphalique.

« Pour faire ces calculs véritablement enfantins, j'ai, natu-
rellement, commencé par examiner où était l'axe de la charnière, car l'os iliaque s'ouvre comme un volet attaché au côté
du sacrum. »

Après observation, voici comment a procédé Farabeuf : il
a tracé le contour d'une coupe pelvienne faite dans le plan du
détroit supérieur, sur un papier quadrillé au centimètre.
L'une des lignes verticales correspondait à la ligne médiane
et l'une des transversales à la face antérieure du sacrum. A
25 millim. en arrière de cette face, de chaque côté, symé-
triquement et à 5 centim. de la ligne médiane, un point
marquait l'axe de la charnière, derrière le bord postérieur
de la surface auriculaire. Le sacrum est supposé large de
10 centimètres seulement. Ces points (en blanc sur la
figure 12) sont les centres des arcs de cercle, suivant lesquels
toutes les parties de l'os se déplacent nécessairement lors
de l'écartement des pubis : en arrière les tubérosités iliaques

se rapprochent ; en avant tout s'écarte, proportionnellement
à la distance du centre (fig. 12).

Ayant donc numéroté les lignes tranversales situées
devant celle qui rase le sacrum, de 1 à 10, le chiffre 8 se
trouve situé sur la ligne médiane à 8 centim. devant le
sacrum comme le bourrelet symphysien d'un bassin de
8 centimètres. La pointe sèche du compas étant mise successivement sur chacun des axes, derrière les articulations

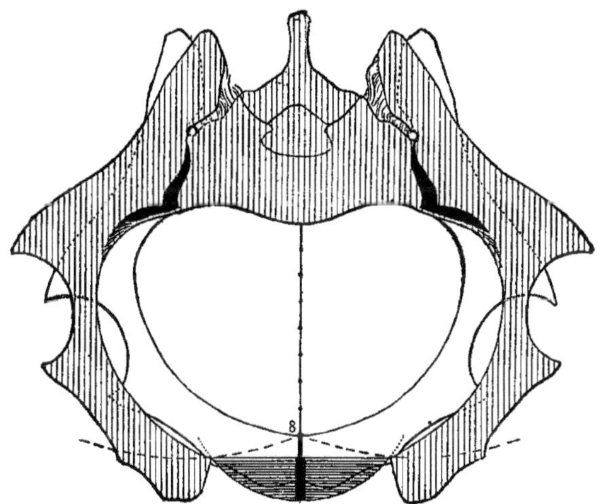

Fig. 12. — Écartement symétrique. — Le bénéfice total est composé de
deux éléments : a l'augmentation de la distance sacro-pubienne qui croît
très vite, mais s'arrête bientôt ; b l'épaisseur du segment de tête enclavé,
teinté gris qui, d'abord mince, augmente à la fin considérablement.

C'est l'enclavement de la tête qui donne le plus, et c'est pour cela qu'il
faut toujours porter l'écartement à 5, 6 et 7 centim. Un écartement de
7 centim. agrandit le diamètre antéro-postérieur de l'ouverture offerte à
la tête de plus de 30 millim., soit 10 du fait du déplacement pubien et 20 de
l'enclavement du pariétal antérieur, ce que montrent les deux petites
colonnes noires superposées sous le chiffre 8.

sacro-iliaques, la pointe-crayon sur le chiffre 8, on trace l'un
après l'autre, 2 arcs symétriques pour représenter les trajectoires des pubis en voie d'écartement.

L'on sait ainsi où se trouve chaque pubis au moment où sa

trajectoire croise les lignes verticales qui indiquent centimètre par centimètre le degré de l'écartement (fig. 13).

Pour les deux premiers centimètres d'écartement, le déplacement en avant est considérable, la ligne transversale bipubienne s'éloigne vivement du point de départ. Pour les centimètres suivants la progression est moindre.

A 8 centimètres elle devient presque nulle. A 10 centimètres, c'est fini, les pubis rétrogradent.

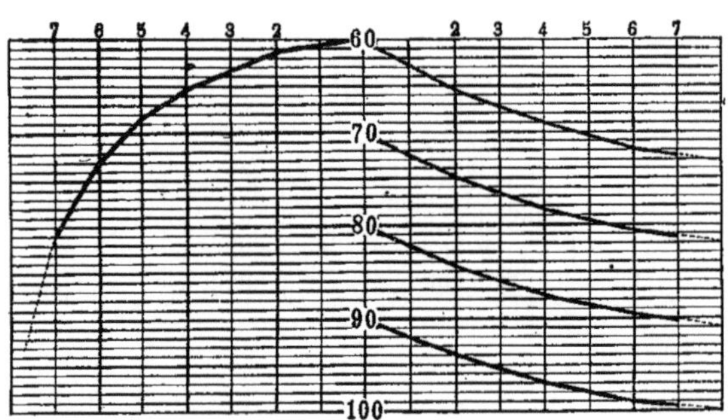

Fig. 13. — A droite, trajectoires de l'écartement du pubis dans quatre bassins de 60, 70, 80 et 90 millim. de diamètre promonto-pubien minimum; grandeur naturelle.

Regardez : plus le bassin est petit, plus le bénéfice dû au déplacement pubien est grand. Ainsi, l'écartement pratique de 6 à 7 centim. ajoute à la distance sacro-bipubienne 12 millim. si le bassin n'a que 60 ; 11 millim. s'il a 70 ; 10 millim. s'il a 80 ; 9 millim. seulement s'il a 90.

La courbe unique que l'on voit à gauche représente l'épaisseur du segment de tête engagé. Elle ne varie pas avec le degré de rétrécissement et ne dépend que de l'écartement pubien. On la voit dépasser 20 millim. au moment où la distance interpubienne atteint 7 centim.

La figure 13 et sa légende donnent les chiffres exacts et d'autres renseignements encore.

Quant à la tête, l'épaisseur du segment engagé entre les pubis est presque nulle pour les premiers centimètres d'écartement interpubien, mais elle progresse ensuite de plus en plus (v. fig. 13 et 14) :

elle n'est que de 1 millim. 1/2 pour 2 centim. d'intervalle pubien.

	—	5 millim.	—	4	—	—
	—	13 millim.	—	6	—	—
	et plus de 20 millim.		—	7	—	—

Pour en juger, avant de recourir à l'expérience directe, il

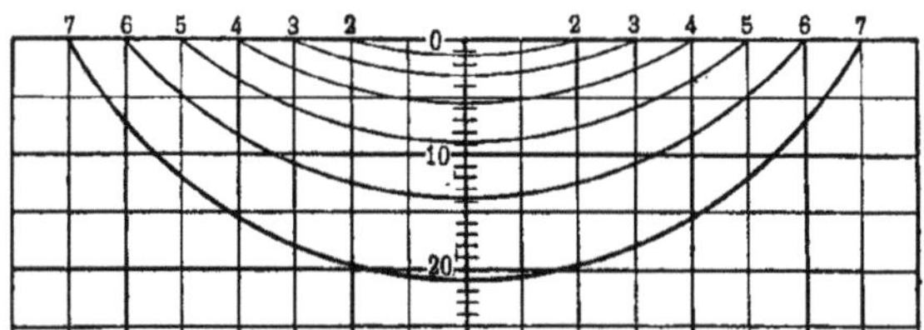

FIG. 14. — L'épaisseur ou la flèche du segment pariétal d'une tête engagé dans un écartement pubien de 2, 3, 4, 5, 6 et 7 centim., se lit en millimètres sur la ligne médiane transformée en échelle.
La courbe de la bosse pariétale est supposée avoir un rayon de 40 millim.

suffisait de mettre en rapport tangentiel avec les pubis écartés un contour analogue à celui de la région de la bosse.

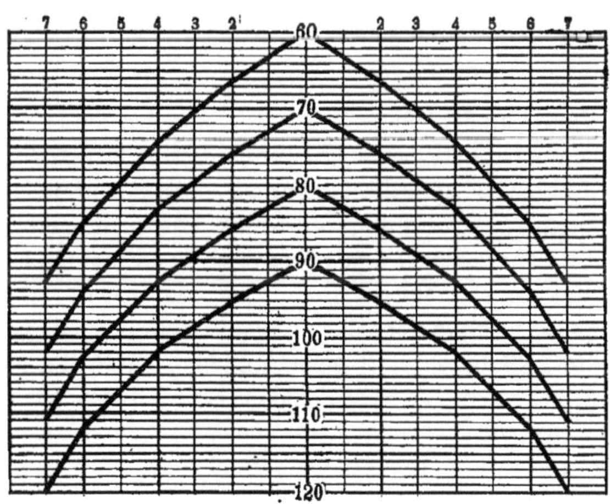

FIG. 15. — Courbes de la marche progressive du bénéfice total sur lequel le symphyséotomiste peut compter s'il provoque un écartement symétrique. Grandeur naturelle.

L'échelle médiane permet de lire ce que donnent les divers degrés d'écartement aux divers bassins : aux bassins de 60, six centimètres d'écartement donnent 25 millim.; sept centimètres en donnent 33. — Le bassin de 70 peut s'élever à 102 ; celui de 80, à 111 ; celui de 90, à 120.

pariétale, c'est-à-dire un cercle de 90 et même de 80 millim., bien certain d'être ainsi dans des conditions moins favorables que celles qu'offre la nature.

Le fait dominant est que la distance sacro-pubienne s'accroit de moins en moins à mesure qu'augmente l'écartement, tandis que c'est le contraire pour l'épaisseur du segment de tête engagé.

« Mes calculs, dit Farabeuf, sont fondés comme de juste sur ces deux éléments et pour épargner au praticien tout mécompte, j'ai supposé que la tête était *irréductible* et que les pubis s'ouvraient dans le *plan du détroit* supérieur.

Or les points de la tête qui, dans les écartements supérieurs à 5 centim, s'appuient contre les pubis, c'est-à-dire, la suture écailleuse et le voisinage de la sagittale, sont fort réductibles. Le diamètre de la courbe normale et surtout de celle que peut acquérir le pariétal, est inférieur à 90 et même à 80 millim.

« Quant au déplacement hypothétique des pubis dans le plan du détroit supérieur, je le crois près de la vérité.

« Dans cette hypothèse, pour un éloignement de la ligne bipubienne, de 12 millim. en avant du sacrum, cette ligne subit un abaissement à peu près égal, 10 millim. environ.

« Cet abaissement est produit par deux causes, les deux obliquités de l'axe véritable : obliquité relativement au plan sagittal, obliquité relativement au plan frontal. Cet axe est moins oblique relativement au plan vertical frontal que la face antérieure du sacrum sensiblement perpendiculaire au plan du détroit. Cette première obliquité de l'axe, si elle agissait seule, donnerait donc un abaissement pubien inférieur à celui qui se passerait dans le plan même du détroit, soit 7 millim. au lieu de 10. (Rev. page 409, la fig. 1 vous le montrera.)

« J'estime que la différence est comblée par la seconde obliquité, par celle des deux auricules relativement au plan sagittal, autrement dit, par la convergence en bas des deux bords du sacrum regardé en face, qui entraîne celle des axes ou lignes rétro-auriculaires. »

L'abaissement dont il vient d'être parlé est, à tous les points de vue, un avantage qui vient s'ajouter à celui de la propulsion.

Il y a une autre espèce de mouvement pubien tout différent des précédents. C'est celui qui résulte de la nutation

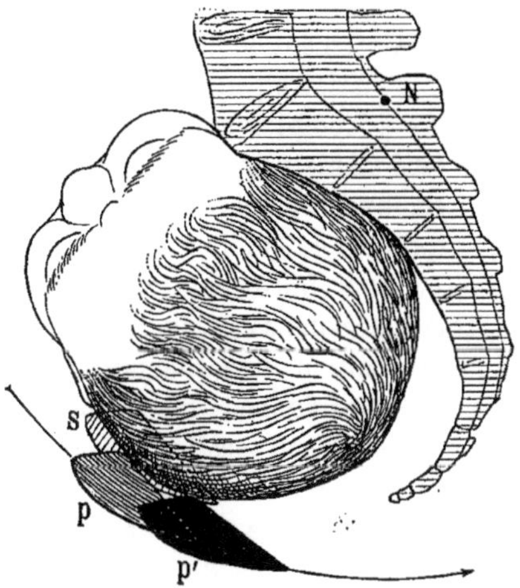

Fig. 16. — Coupe médiane d'un bassin rétréci ayant subi : 1° la symphyséotomie et l'écartement des pubis : **S** représente la position initiale de la symphyse ; **p**, la position des pubis après leur écartement qui les a prépulsés et abaissés. La tête figurée pour plus de clarté, comme si elle ne saillait pas dans l'intervalle des pubis devant ces pubis, est là pour montrer que les deux diamètres promonto-sus-pubien et mi-sacro-sous-pubien ont gagné tous deux à l'opération;
2° L'abaissement forcé des pubis par l'hyperextension des cuisses (contre-nutation) : **p'** c'est **p** ayant tourné autour du centre de nutation **N**. Dans ce mouvement, le détroit supérieur gagne mais l'excavation perd et le détroit inférieur se ferme ; **p'** arrête la tête qui passait bien avec **p**.

ou de la contre-nutation qui prennent un développement considérable lorsque les surfaces sacro-iliaques sont désengrenées par l'écartement pubien. Rien n'est plus facile dans ces conditions que de faire remonter un pubis en fléchissant la cuisse au maximum possible ou que de l'abaisser par l'extension forcée.

Comme l'abaissement éloigne du promontoire le point

sus-pubien, c'est tout gain pour le détroit supérieur. Oui mais, ces mouvements de nutation ou de rotation, se passent autour d'un axe transversal situé en arrière de l'auricule à peu près entre les deux premières pièces sacrées (N, fig. 16).

Joignez les mains à quelque distance devant votre poitrine; si vous les abaissez, certes la distance des pouces au menton augmente, mais celle des petits doigts au nombril diminue. De même l'abaissement de nutation ou plutôt de contre-nutation, favorable au détroit, est défavorable à l'excavation. Il n'y a donc pas à compter sur cette manœuvre à deux tranchants; il faut même s'en méfier : tel bassin à sacrum parallèle à la symphyse, ce qui est déjà mauvais, deviendrait convergent, entonnoir, ce qui serait pire.

En voilà assez pour faire comprendre que Farabeuf n'a pas mesuré, tracé, dessiné avec légèreté.

Il avait à sa disposition un mathématicien, mais il n'a pas voulu lui demander des données rigoureusement exactes ; il a calculé lui-même, et tout praticien peut en faire autant. Les calculs sont simples; leurs solutions sont acceptables, puisqu'ils ne s'éloignent de la vérité absolue que de fractions négligeables.

D'autres s'attardent à s'occuper des diamètres transverses et obliques qui n'intéressent guère les accoucheurs puisqu'ils sont suffisants dans l'immense majorité des cas. Mon collègue ne s'est occupé que du conjugué — diamètre utile — se gardant bien de négliger l'un des deux termes du problème.

Quoique ces résultats aient été énoncés, il y a déjà plus de deux ans, il m'a semblé bon, nécessaire, indispensable de venir les répéter ici *urbi et orbi*, car ils reposent sur des calculs, sur des tracés géométriques, sur des expériences cadavériques, le tout contrôlé par des vérifications cliniques faites par M. Varnier et par moi.

Je sais bien que ce long exposé était inutile pour ceux d'entre vous, Messieurs, qui sont ralliés déjà; mais nous voulons les autres, et pour les avoir il faut leur dire la vérité et non l'erreur. Grâce à l'autorité de ce Congrès, nous

comptons faire d'ici un grand pas : c'est pour cela que
M.Farabeuf m'a demandé de vous répéter ses démonstrations.

ARTICLE III

Sur la technique opératoire.

La symphyséotomie restera longtemps une opération d'ur-
gence dans un grand nombre de cas. Tout praticien est
exposé à s'y trouver obligé *hic et nunc*, au dépourvu.

Pour qu'il en soit autrement, il faudrait : 1° que toute
femme enceinte pour la première fois, fît mesurer en temps
utile son détroit supérieur, ce qu'on n'obtiendra pas de sitôt ;
2° que cette mensuration fût facile et précise, ce qui sera
peut-être possible plus tôt qu'on ne croit.

En attendant, nous devons travailler à mettre l'opération
à la portée du plus grand nombre.

M. Farabeuf divise nos adversaires en deux catégories : une
minorité hostile, qu'il abandonne au temps pour la détruire ; et
une majorité timide, que dès aujourd'hui il veut éclairer et
rassurer, en lui indiquant les moyens de supprimer les *diffi-
cultés* et les *dangers* de l'acte opératoire.

Couper des vaisseaux et même les voies urinaires......., ne
pas trouver le joint......., voilà bien ce qui épouvante et fait
reculer beaucoup de nos confrères.

Vous allez voir, Messieurs, en quelques minutes, ce que
nous apporte notre anatomiste technicien.

Parlons d'abord des vaisseaux : je vous les montre. La
figure 17 représente la face postérieure ou pelvienne de la
symphyse avec tous ses vaisseaux richement injectés, les
artères et les veines à droite, les artères seules à gauche.

De chaque côté, nous voyons deux artères accompagnées
de veines homonymes : 1° la sus-pubienne, branche de
l'épigastrique, destinée à la paroi abdominale, s'anastomose
avec son homologue sur la ligne médiane, devant et derrière
l'*adminiculum* ou pied postérieur de la ligne blanche.

De cette arcade part une artériole perforante qui descend

ramifiée devant les pubis. Les veines satellites ont la même
disposition. Cette arcade artérielle, lorsque son calibre atteint

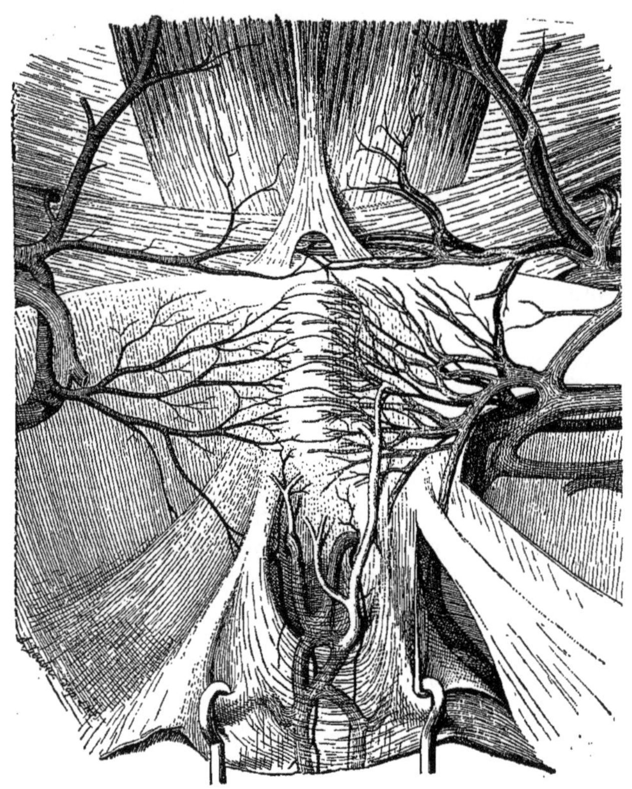

FIG. 17. -- Les vaisseaux que l'on voit après injection sur la face pelvienne
de la symphyse. Du côté gauche il n'y a que les artères. Du côté droit les
veines et les artères sont conservées : une grande fenêtre a été pratiquée à
la loge aponévrotique de l'obturateur interne. Deux crochets tirent la
vessie en arrière ; ils tendent les ligaments pubio-vésicaux de chaque côté
de la fosse médiane où plongent quelques veines affluents des honteuses ;
le crochet droit relève un lambeau pour montrer la honteuse droite dans
l'épaisseur du plancher uro-génital.

un millimètre, pourrait bien donner pendant quelques se-
condes un petit jet de sang, car on la coupe nécessairement ;
j'ajoute qu'on ne s'en aperçoit pas tant elle saigne peu.

2° La pubienne, branche de l'obturatrice, est la nourricière
du pubis derrière lequel elle fournit de nombreuses et élé-

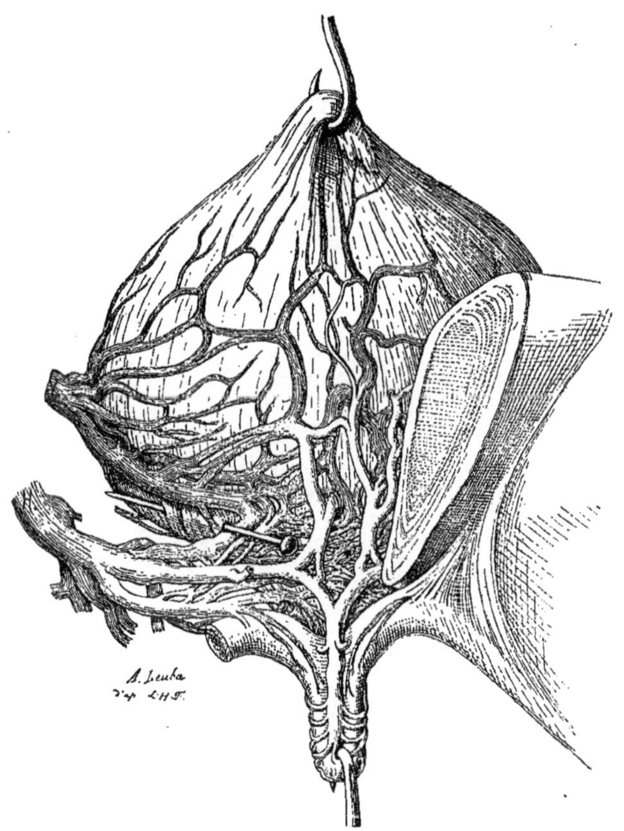

Fig. 18. — Face antérieure de la vessie insufflée dont le sommet est tiré par
un crochet ; face supérieure du clitoris dont le corps et le gland sont
abaissés par une érigne, dont la cuisse droite est coupée ; — pubis gauche
seul conservé. — L'on voit les veines dorsale, caverneuses, uréthrales et
vésicales antérieures, tributaires de la honteuse interne **H** qui reçoit par-
dessous, celles du bulbe, du périnée et de l'anus. L'on voit d'autre part les
affluents des vésicales **V**. L'épingle sépare les deux courants.

gantes ramifications finissant en ramuscules qui se distribuent
au périoste et à l'os, à travers le périoste ; on en compterait

facilement plusieurs dizaines plongeant de chaque côté du bourrelet et une dizaine traversant la ligne médiane sous forme d'arcades anastomotiques du volume d'un cheveu.

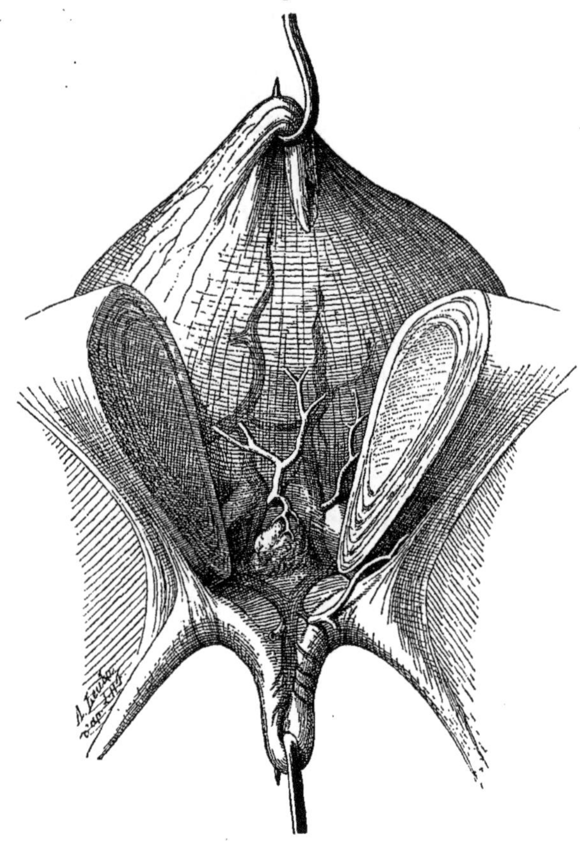

FIG. 19. — Les pubis ont été écartés pour exposer la vessie, le dessus de l'urèthre et du clitoris. Quelques veines et veinules pré ou rétro-symphysiennes sont à nu, mais du riche réseau que montre la figure 18, on ne voit que quelques éléments, encore est-ce par transparence, car ici, la toile fibrocelluleuse qui les couvre et les applique à leurs organes, n'a pas été détruite par le scalpel.

Les ramifications et les arcades veineuses sont bien plus grosses. Néanmoins leur section n'est pas à craindre.

Comme les artérioles pubiennes, les veinules s'anasto-
mosent avec les vaisseaux de même nature qui se trouvent
dans le feuillet graisseux interposé à la vessie et à la sym-

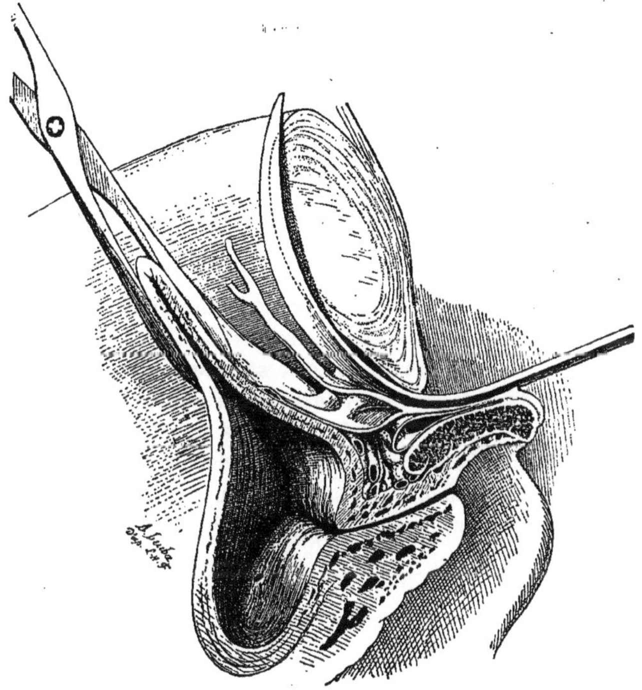

FIG. 20. — Coupe médiane de la symphyse, de la vessie tirée par une pince,
de l'urèthre, du clitoris et aussi des veines de ces organes qui sont sous et
derrière la symphyse.

La gouttière arquée bien introduite n'a pris que le bourrelet symphysien,
protégeant absolument les veines et les organes contre toute échappade du
bistouri.

physe et dont quelques-uns vont à la vessie ou en viennent.

Rien de tout cela n'est redoutable.

Les vaisseaux ou, pour mieux dire, les veines qu'il ne faut
pas blesser, sont celles du clitoris, de l'urèthre et de la vessie.
La figure 18 les représente toutes, disséquées et se rassem-

blant en deux courants, celui de la veine honteuse et celui
de la vésicale. Cette image n'est pas rassurante. L'anatomiste a détruit en effet un feuillet cellulo-fibreux mince qui
couvrait et cachait ces veines, feuillet respecté dans la
figure 19, où la symphyse n'apparaît plus environnée que
des vaisseaux pré ou rétro-pubiens qui se jettent soit dans la
dorsale, soit dans les honteuses. S'il est possible de séparer
ainsi la symphyse de la couverture des veines et a *fortiori*
des veines elles-mêmes, la section ne doit plus faire peur.

Non certes, personne ne reculera plus après avoir vu la
figure 20 qui montre une espèce de sonde cannelée interposée
aux pubis et aux plexus tant redoutés, pourvu qu'il soit facile
d'introduire ainsi un tel instrument, qui non seulement
éloigne le péril, mais encore indique la jointure en saisissant
le bourrelet dans sa large rainure.

Passons donc à la recherche de sa voie d'introduction.

« Je mets, dit Farabeuf, le bout du pouce gauche dans
le vestibule, celui de l'index au côté gauche du clitoris,
très bas. J'abaisse la racine gauche jusqu'à ce que le bout
de mon doigt, auquel je donne le temps de faire son trou,
s'il y a tuméfaction, sente le dessous de l'arcade, ce qui est
facile. Si j'ai fait glisser la peau en appuyant trop, et, par
suite, abaissé le point touché, je redonne au tégument la
liberté de remonter à sa place avant d'inciser, car c'est sur
mon ongle que je fais aboutir l'incision commencée à la hauteur nécessaire. Mon bistouri repasse deux, trois, quatre fois,
pour bien mettre à nu les tissus blancs présymphysiens que
me montrent nettement deux écarteurs finalement amenés
dans la partie basse de la plaie.

« J'aperçois notamment les filaments du ligament suspen-
seur médian du clitoris. Pour les mieux voir et les mettre en
relief, ma main gauche pince le gland et tire le clitoris.
Aussitôt ces faisceaux se soulèvent : d'un coup de bistouri
transversal, hardi, long de 20 millim., je les tranche près
du clitoris et à fond, sans craindre d'entamer le manchon
symphysien.

« Immédiatement, soit du bout de l'ongle du doigt gauche,
soit du bec d'une rugine mousse, j'abaisse la lèvre inférieure
de cette petite plaie transversale ; je l'abaisse en grattant la
symphyse qui est, à ce niveau, libre d'adhérences sérieuses,
lisse, brillante, compacte, nacrée : bientôt l'arcuatum, avec

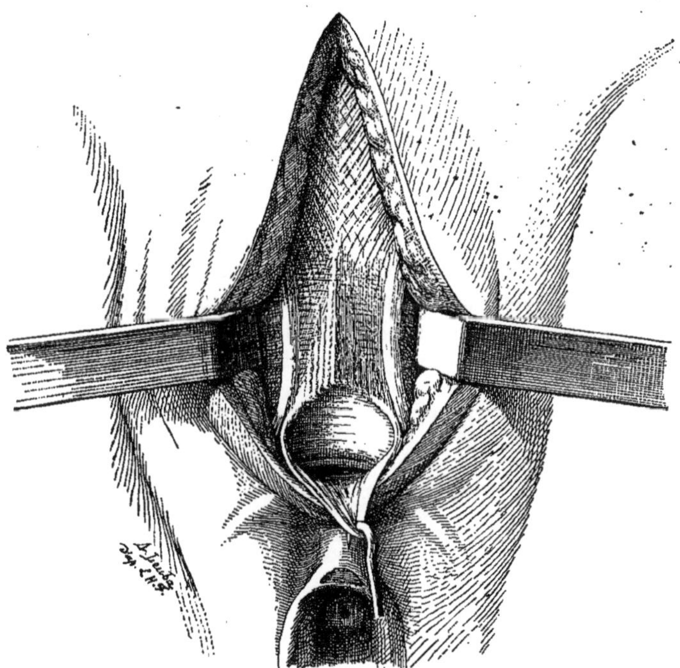

Fig. 21. — Symphyséotomie. Ouverture de la voie sous-symphysienne. — La
peau et la graisse, coupées à fond et écartées, ont laissé voir les faisceaux
blancs du grand oblique de l'abdomen croisant sur la ligne médiane dans
le haut de la plaie. En bas, la masse des filaments suspenseurs du clitoris,
rendus saillants par la traction de cet organe, a été coupée en travers, à
fond. Ici, un crochet tire en bas la lèvre inférieure, montre l'arcuatum et
l'entrée de la voie sous-symphysienne.

son bord inférieur net, poli et absolument libre, est sous
mes yeux, sur mon ongle ou sur mon instrument.

« On croirait vraiment dans la plupart des cas, qu'il y a là
une cavité séreuse (fig. 21), tant il est facile de séparer de

l'arcuatum et même des derniers centimètres de la symphyse, l'aponévrose venue du bassin qui couvre, masque et protège tous les vaisseaux sous-jacents, en particulier la veine dorsale du clitoris. »

Regardez, Messieurs, je vous prie, toutes ces figures.

C'est à peu près la même chose derrière la symphyse, car, après avoir séparé les muscles droits, si l'on introduit le doigt fortement recourbé pour, dès son introduction, soulever tout le tissu cellulaire et graisseux qui n'est ni épais, ni adhérent ; si l'on descend ainsi derrière les os en grattant le périoste avec l'ongle, ou mieux, si l'on use d'un instrument mousse quelconque mais aussi fortement recourbé et conduit sous le doigt, on rejoint sous l'arcuatum la voie naturelle qu'on vient d'ouvrir en avant. C'est à croire, dit M. Farabeuf, que cette voie sous-symphysienne, naturelle, préformée, attend quelque large sonde cannelée fortement courbée qui

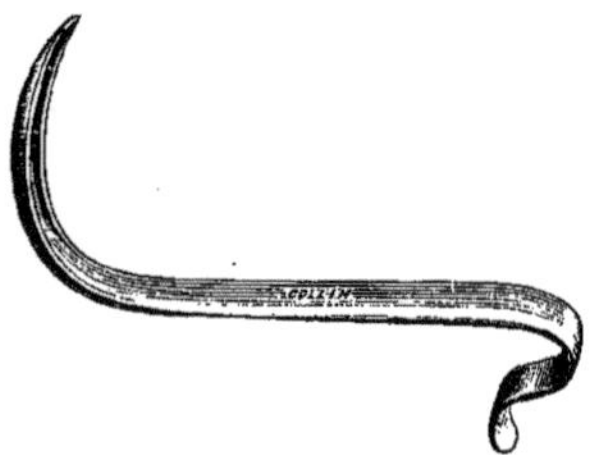

Fig. 22. — Petite lame ou gouttière métallique, arquée comme il convient pour s'introduire sous la symphyse, s'adapter au bourrelet et montrer son extrémité au-dessus des pubis.

charge la symphyse pure et nette, prenne le bourrelet et dise à l'opérateur : « Je suis au droit de la jointure, puisque ma concavité en embrasse le bourrelet ; tous les vaisseaux refoulés avec leur couverture, sans avoir été vus, sont tenus à distance par mon dos ; prends le bistouri, le ciseau, la scie, la cisaille si cela te plaît ; j'ai un centimètre de large et tu vois clair (fig. 23). »

Farabeuf, après avoir trouvé la voie sous-symphysienne, s'est servi d'abord d'une sonde rugine d'Ollier à courbure appropriée. Mais cet instrument, construit pour d'autres desseins, est étroit et tranchant. Mon collègue nous a fait faire une simple lame d'acier mousse partout, transformée en gouttière arquée sur une longueur de quelques

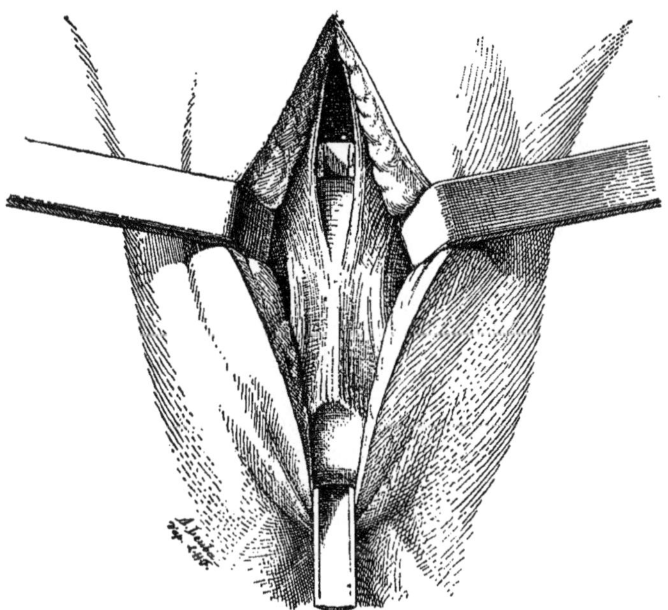

FIG. 23. — Symphyséotomie.

Après l'ouverture de la voie sous-symphysienne, l'opérateur, remontant à la partie supérieure du pubis, a séparé les muscles droits dans l'étendue nécessaire, puis introduit son doigt et la gouttière arquée pour gratter de haut en bas le bourrelet jusqu'au bord libre de l'arcuatum. Là est resté le doigt pour recevoir le bec de la gouttière arquée introduite en avant dans l'ouverture sous-symphysienne primitive, et le conduire jusqu'au-dessus du pubis où il se montre.

centimètres. La gouttière ne sert qu'à prendre le bourrelet, ce qui fait que l'instrument tient tout seul au droit de la jointure ; mais un ruban métallique quelconque, fer, cuivre, zinc, large de 10 millim. ou plus, courbé par les doigts du praticien, fait très bien l'office principal : rendre impossible toute hémorrhagie par échappade du bistouri, toute blessure de la vessie, ou de l'urèthre, ou du clitoris, notamment de sa veine dorsale et de ses artères dorsales, que plusieurs opérateurs semblent être allés chercher fort bas le long des piliers de l'arcade, là où elles sont encore honteuses avec un certain volume..... bien loin pourtant de celui de la radiale !

Quelques conseils encore de mon collègue :

Il dit que ceux qui, ayant incisé à moitié la symphyse, trouvent l'os, trouvent le pubis droit, toujours le droit, parce qu'ils tiennent leur bistouri incliné, au lieu de le manœuvrer dans un plan sagittal.

Il recommande formellement des *lames minces*. En effet, le fibro-cartilage ne se tasse pas toujours assez pour laisser passer un dos épais, quelque force qu'on y mette, et la force est dangereuse. Nous avons tort de croire qu'une lame mince, plus mince que celle d'un scalpel, mince comme celle des couteaux de cuisine qu'on appelle des feuilles, serait trop faible. De fait, et ici je suis peut-être indiscret, j'ai vu Farabœuf traverser non seulement la symphyse, mais des pubis solides, avec un ciseau acheté chez le quincailliér et qui avait une lame une fois plus mince que celle d'un scalpel ; je l'ai vu couper net trois fois le même pubis, avec une cisaille faite de deux tranchets de cordonnier assemblés, l'un émoussé faisant appui sous l'arcuatum et derrière le bourrelet.

Enfin, Méssieurs, pour terminer cet article relatif à la technique opératoire, je vous dirai que j'ai vu mon collègue pratiquer la disjonction nécessaire des articulations sacro-iliaques égale des deux côtés, quoiqu'il ait opéré sur chaque cuisse successivement.

Il nous arrive de voir l'un des pubis s'écarter beaucoup et s'abaisser proportionnellement, tandis que l'autre bouge à peine (fig. 24), comme s'il y avait ankylose postérieure. Nous ne sommes plus alors dans de bonnes conditions, nous n'obtenons plus l'espace sur lequel nous comptions. Au lieu d'imposer à l'ilium qui s'est écarté un supplément d'écartement

exagéré, et aux parties molles de ce côté une distension
excessive, nous voudrions bien pouvoir tenter d'obtenir
quelque chose du pubis resté immobile, c'est-à-dire de l'articulation sacro-iliaque correspondante.

Mon collègue met par exemple la cuisse gauche, en flexion-
adduction complète et la confie à un aide qui l'appuie dans
cette attitude de tout le poids de ses bras et de la partie
supérieure de son corps. Cette *flexion-adduction appuyée*
serre l'ilium contre le sacrum. Cela étant, si l'on porte la

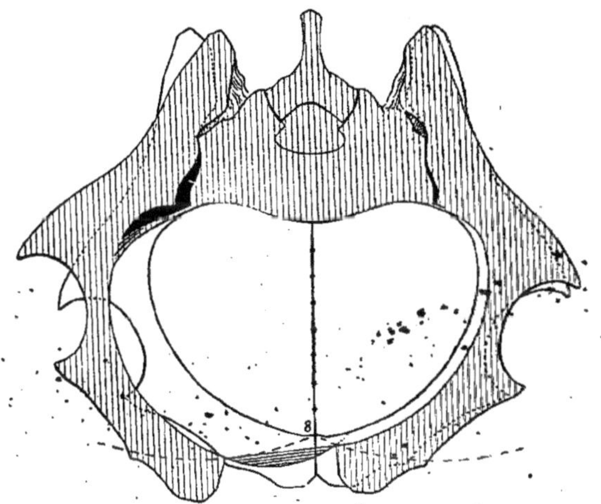

Fig. 24. — Mauvais résultat d'un écartement asymétrique, arrêté à 45 millim.
par un contact osseux postérieur prématuré du côté gauche. Le mieux est
de forcer le pubis récalcitrant à s'écarter, en rompant quelques faisceaux
interosseux situés derrière l'auricule, mais en avant de l'axe de mouvement.

cuisse droite simplement dressée ou demi-étendue dans l'abduction forcée, l'articulation postérieure s'ouvre, le pubis
s'écarte et s'abaisse. Du côté gauche rien n'a bougé, rien n'a
craqué : l'articulation mise à l'épreuve ne présente aucune
augmentation de mobilité ! Nous voici bien dans ces conditions mauvaises dont je parlais plus haut et que représente
la figure 24.

Eh bien, mettons à son tour la cuisse droite, celle du côté
rompu, dans la flexion-adduction appuyée qui rétablit un

solide contact sacro-iliaque et nous allons, par l'abduction forcée du membre gauche resté intact, obtenir la disjonction sacro-iliaque au degré que nous voudrons, sans augmenter d'un dixième de millimètre celle du côté où nous l'avons produite en commençant.

De tout ce qui précède, je me crois autorisé à formuler les *conclusions* suivantes :

1° La symphyséotomie ou pubiotomie aseptique est une opération non dangereuse.

2° Pour être utile, elle doit être complète, et l'écartement préalable des pubis doit être en rapport avec le rétrécissement du bassin. On doit, pour provoquer cet écartement, s'appuyer sur les recherches et les chiffres de Farabeuf.

3° Cette opération ne doit être tentée que dans les cas où l'étude du bassin et le calcul ont démontré qu'un écartement de 7 centim. permettra le passage d'une tête de fœtus à terme.

4° L'écartement des pubis dépassant 7 centim., pouvant déterminer des lésions des parties molles, doit être proscrit.

5° Dans les rétrécissements où l'écartement des pubis poussé à 7 centim. ne donnerait pas une étendue suffisante pour permettre le passage de la tête du fœtus, il faut recourir à la section césarienne suivie de l'amputation utéro-ovarique (opération de Porro).

6° Dans les cas de bassin oblique ovalaire avec synostose d'une des articulations sacro-iliaques, lorsque le rétrécissement ne permet pas l'accouchement spontané, — ce que l'on ne peut savoir qu'au cours du travail, — il faut pratiquer l'opération de Farabeuf (ischio-pubiotomie) et par prévision s'y préparer d'avance.

7° Dans les cas d'ankylose du coccyx empêchant l'accouchement spontané, il faut pratiquer la rupture digitale ou la section sous-cutanée du coccyx.

CONCLUSIONS GÉNÉRALES

a) L'embryotomie, le broiement, l'attente de la mort d'un enfant vivant doivent être à jamais proscrits ;

b) L'agrandissement momentané du bassin, pratiqué dans les limites et conditions ci-dessus indiquées, doit faire abandonner : 1° L'accouchement prématuré artificiel ; — 2° toute opération ayant pour but de faire lutter la tête fœtale contre une résistance osseuse du bassin, non vaincue par les contractions utérines dans des conditions d'orientation favorable.

Observations.

Symphyséotomies pratiquées à la Clinique Baudelocque depuis le mois de novembre 1893 jusqu'au mois de mars 1894 (1).

Obs. **1840.** — XXVIIe *Symphyséotomie,* pratiquée le 18 novembre 1893 (Pinard).

La nommée P... E., femme F..., âgée de 33 ans, entre à la Clinique, le 15 novembre 1893. A marché à 14 mois et a toujours bien marché depuis.

Premier accouchement le 17 février 1884, à la Maternité. Mme Henry, sage-femme en chef de cet établissement, a bien voulu nous communiquer le résumé de cette observation : « Entrée à 4 heures du soir avec dilatation comme cinquante centimes. Poche volumineuse dans laquelle on trouve un pied. L'excavation est vide. On sent nettement la tête au-dessus du détroit supérieur. Le bassin est vicié, diamètre promonto-sous-pubien 10 centim. ; 18 février, à minuit 30, dilatation complète et rupture spontanée des membranes. Procidence du pied et du cordon. Rétropulsion faite par Mme Henry. La tête s'engage rapidement en D.T. et l'expulsion a lieu à 1 heure du matin. Enfant né mort, du poids de 2,920 gr. »

Deuxième accouchement prématuré spontané à huit mois. Présentation de l'épaule, version. Garçon né vivant, mort à 3 semaines.

Troisième accouchement. Accouchement provoqué à huit mois. Présentation de l'épaule, version interne. Enfant né mort.

---

(1) Les 26 observations précédentes ont été publiées dans les *Annales de Gynécologie ;* voy. années 1892, 1893 et 1894.

A son entrée à la clinique Baudelocque, on constate que l'enfant se présente par l'épaule. M. Pinard, en examinant cette femme, constate et fait remarquer que l'accommodation transversale du fœtus est commandée non par les parties molles, mais par une déformation du squelette et porte le diagnostic *de bassin vicié par spondylolisthésis.*

Le toucher pratiqué pendant l'anesthésie confirme le diagnostic.

Dans ces conditions, M. Pinard décide d'attendre le terme de la grossesse après avoir étudié le bassin aussi complètement que faire se peut sur la femme vivante.

18 novembre, à 10 heures et quart. Rupture précoce des membranes. Écoulement de liquide amniotique vert. Orifice utérin ouvert au niveau duquel on sent deux pieds. Bruits du cœur normaux.

A 10 h. 45, M. Pinard pratique la symphyséotomie et provoque un écartement de 45 millim. Extraction du tronc. On porte l'écartement du bassin à 5 centim. pour le passage de la tête qui est retenue quelques instants par l'orifice utérin. Enfant né flasque, mais ranimé sans insufflation ni traction de la langue. Extrait à 11 h. 15, il respire bien à 11 h. 20 et crie à 11 h. 23.

C'est une fille du poids de 3,020 gr. Diamètre bipariétal, 95 mill.; G. C. 35 centim., P. C. 33.

Le 19. T. 37° matin, 37°,2 le soir. Miction volontaire. Ballonnement du ventre. Vomissements.

Le 20. T. 37°,6 matin. Vomissements glaireux. Lavements de vin et glycérine ne produisent aucun effet. T. 37°,2 soir.

Le 21. T. 38° matin, soir 37°,5; n'a toujours pas eu de garde-robes, ni rendu de gaz.

Le 22. T. 37°,2 matin, le soir, 37°,3. Les symptômes d'occlusion intestinale s'accusent. Dans la nuit, le facies se grippe et la température monte à 38°,4. Laparotomie qui ne fait pas reconnaître d'obstacle. Morte le 24, à 7 heures du soir, sans avoir expulsé ni gaz ni matières fécales.

L'autopsie a démontré l'existence d'une occlusion intestinale causée par une mince bride fibreuse siégeant au niveau de l'union de l'S iliaque et du rectum. Cette observation sera publiée en détail avec la description complète du bassin.

L'enfant pesait, le neuvième jour, 3,150 gr.; il est en nourrice et va très bien.

Année 1894.

Obs. **11**. — XXVIII⁰ *Symphyséotomie*, pratiquée le 3 janvier 1894 (Varnier).

La nommée Marie V..., 23 ans, entre le 6 décembre 1893 à la clinique Baudelocque.

Rachitisme dans l'enfance.

Première grossesse en 1892. Accouchement à terme spontané mais long. Fille se présentant par le sommet, née vivante, morte deux heures après sa naissance.

Grossesse actuelle : dernières règles inconnues.

A son entrée, le 6 décembre, on constate que l'utérus remonte à 35 cent. au-dessus de la symphyse. Le fœtus vivant se présente par l'épaule. Le bassin est rétréci et canaliculé. Le diamètre promonto-sous-pubien mesure 10 centim.

On pratique la version par manœuvres externes ; on applique la ceinture eutocique et on attend.

3 janvier. Premières douleurs à minuit. Entrée à la salle de travail à 6 heures du matin. Membranes intactes. Dilatation comme une paume de main. Sommet en D. T.

A 7 h. 20, rupture spontanée des membranes. La tête se fixe bien au détroit supérieur. La suture sagittale est voisine de la face antérieure du sacrum. Le pariétal antérieur, le gauche, qui porte la bosse séro-sanguine chevauche sur le postérieur. (Inclinaison de Nægele.) La tête ne s'engageant pas, M. Varnier pratique la symphyséotomie à 11 heures. Écartement provoqué de 4 centim. Engagement immédiat de la tête. Forceps qui n'augmente l'écartement du pubis que de 5 millim. Enfant vivant, fille, pesant 3,220 gr. Diamètre B.-P. 93 ; B.-T. 81 ; G. C. 34 ; P. C. 32.

Suites de couches physiologiques. La femme se lève le dix-neuvième jour et sort le 6 février. L'enfant pèse 3,480 gr.

Obs. **53**. — XXIX⁰ *Symphyséotomie*, pratiquée le 10 janvier 1894 (Pinard).

La nommée P..., âgée de 32 ans, entre à la clinique Baudelocque le 10 janvier, à 4 heures du matin, envoyée par un médecin qui a fait en ville des applications de forceps réitérées et infructueuses dans la journée du 9.

Antécédents : Première grossesse en 1883. Accouchement à la Pitié. Siège et forceps. Enfant mort trois heures après sa naissance. Suites de couches pathologiques.

Deuxième grossesse en 1884. Accouchement provoqué à la Pitié à 8 mois et demi. Le travail dura deux jours. Expulsion spontanée d'un enfant petit, mort quatre jours après sa naissance.

Troisième grossesse. Accouchement à terme chez elle. Siège. Enfant mort pendant le travail.

Quatrième grossesse. Accouchement chez elle. Siège. Enfant mort.

Cinquième grossesse. Accouchement chez elle. Siège. Enfant mort. Il fallut trois personnes, dit cette femme, pour extraire l'enfant.

Sixième grossesse, grossesse actuelle : Dernières règles inconnues. Début du travail le 9 janvier à 5 heures. Examen par une sage-femme qui appelle un médecin. Ce dernier applique le forceps à minuit ; il aurait multiplié ses applications et ses tractions jusqu'à 2 heures du matin.

A son entrée, à 4 heures du matin, on constate que l'utérus très développé remonte à 41 centim. au-dessus de la symphyse. Les contractions utérines sont extrêmement fréquentes et rendent le palper difficile. Tête en bas, dos à gauche. Les bruits du cœur fœtal sont fréquents.

La dilatation est complète, il y a une bosse séro-sanguine énorme. Le liquide amniotique est vert. T. 37°,7, P. 132. Le diamètre promonto-sous-pubien mesure 97 millim.

Le rythme des pulsations fœtales étant normal, M. Pinard pratique la symphyséotomie à 6 heures du matin. Écartement spontané, 15 millim. Écartement provoqué, 5 centim. Application de forceps. Traction exigeant un certain effort. Écartement de 55 millim.

L'enfant, garçon, du poids de 3,820 gr., a eu quelques battements du cœur mais n'a pu être ranimé ni par l'insufflation ni par les tractions de la langue. Diamètre B.-P. 95 millim. ; B.-T. 90. G. C. 36 cent. ; P. C. 40. Les applications de forceps antérieures à la symphyséotomie avaient déterminé des lésions du cuir chevelu et des fractures multiples des os du crâne.

M. Varnier a seul introduit les mains dans le vagin et l'utérus pour faire l'application de forceps et la délivrance artificielle. La plaie opératoire n'a été touchée que par MM. Pinard et Wallich.

Suites de couches légèrement pyrétiques les six premiers jours, normales ensuite. Cette femme se lève le 7 février, marche bien, et sort en parfait état le 11 mars.

Obs. **236.** — XXXᵉ *Symphyséotomie*, pratiquée le 10 février 1894
(Pinard).

La nommée Marie L..., âgée de 24 ans, primipare, entre à la clinique Baudelocque le 30 janvier 1894. A marché à 3 ans, mais ne présente pas de déformations apparentes du squelette.

Dernières règles du 27 au 30 avril 1893.

A son entrée, on constate que l'utérus remonte à 38 centim. au-dessus du bord supérieur de la symphyse. Tête en bas non engagée. Dos à gauche.

Le diamètre promonto-sous-pubien mesure 10 centim. Les diamètres sous-promonto-sous-pubiens mesurent, au niveau de la deuxième et de la troisième vertèbre sacrée, 92 millim.

Début du travail, le 10 février. Rupture des membranes au-dessus de l'orifice à minuit. A 6 heures du matin, la dilatation paraissant complète, on rompt la poche qui s'était reformée. Les bords de l'orifice reviennent sur eux-mêmes, la tête ne s'engageant pas. A 9 h. 50, M. Pinard introduit dans le vagin le ballon Champetier pour dilater le vagin et la vulve avant de pratiquer la symphyséotomie. A 10 h. 15, anesthésie. Extraction du ballon Champetier. Symphyséotomie. Écartement spontané de 1 centim., provoqué de 5 centim.

L'introduction de la main pour appliquer le forceps détermine un écartement de 6 centim. Pendant l'introduction de la deuxième branche, l'écartement est de 65 millim. Le forceps étant articulé, l'écartement revient à 55 millim. Pendant les tractions, il remonte à 6 centim.

Enfant vivant (fille) qui crie immédiatement et pèse 2,830 gr. Diamètre B.-P. 90. B.-T. 81. G. C. 32 cent. P. C. 31.

Suites de couches physiologiques. La femme se lève le 1ᵉʳ mars et marche très bien.

L'enfant pèse à sa sortie 3,500 gr.

Obs. **241**. — XXXIe *Symphyséotomie*, pratiquée le 11 février 1894 (Pinard).

La nommée Juliette L..., primipare, âgée de 24 ans, entre à la clinique Baudelocque le 8 février, à 8 heures du soir, venant de l'asile Michelet et perdant les eaux, dit-elle, depuis le matin à 8 heures. Elle dit n'avoir eu aucune douleur.

A marché à 18 mois et toujours bien depuis. Dernières règles au mois de mai.

Hauteur de l'utérus, 34 centim. Tête en bas non engagée. Dos à droite.

Col encore long. Diamètre promonto-sous-pubien 10 centim. Bassin annelé.

Premières contractions douloureuses le 10 février à 10 heures du soir. Le 11, à 6 heures du matin, la dilatation est complète. Le liquide amniotique est normal, les battements du cœur bons. La tête, malgré des efforts énergiques, ne s'engage pas. Elle est fléchie mais présente l'obliquité de Nægele. A 1 heure, application de forceps. Tractions lentes et douces, mais infructueuses, par M. Wallich. Ce dernier, éprouvant de la résistance pour engager complètement la tête s'arrête, désarticule l'instrument et appelle M. Varnier. Celui-ci, après avoir anesthésié la femme et pratiqué le toucher manuel, constate que la tête, inclinée sur son pariétal antérieur, n'est pas engagée, et conseille de faire appeler M. Pinard pour pratiquer la symphyséotomie. A 4 heures, M. Pinard fait les mêmes constatations et pratique la symphyséotomie.

Écartement provoqué, 5 centim. Application de forceps. Pendant l'extraction, l'écartement maximum ne fut que de 4 centim. Enfant en état de mort apparente, ranimé par l'insufflation. Fille pesant 3,570 gr. Diamètre. B.-P. 95, B.-T. 80, G. C. 33, P. C. 31. Suites de couches physiologiques. Cette femme se lève le 13 mars et marche bien. L'enfant pèse 3,790 gr.

Obs. **274**. — XXXIIe *Symphyséotomie*, pratiquée le 18 février 1894 (Wallich).

La nommée Annette D..., primipare, âgée de 27 ans, entre à la clinique Baudelocque le 17 février 1894 à 6 heures du matin. Elle dit souffrir depuis 2 heures du matin.

A marché à 2 ans et toujours bien depuis. Dernières règles du 24 au 28 mai. A son entrée, on constate que la hauteur de l'utérus est de 32 centim. Tête en bas non engagée, dos à droite. Enfant vivant. Col en voie d'effacement, membranes rompues, liquide amniotique normal. Bassin vicié. Diamètre promonto-sous-pubien, 104. Faux promontoire sacré très saillant.

Le 17 à 10 heures du soir, dilatation complète. La tête se fixe, mais ne s'engage pas.

Le 18, à 2 heures du matin, malgré des contractions et des efforts énergiques, la tête n'a pas fait de progrès. A 6 heures du matin, M. Pinard fait pratiquer la symphyséotomie par M. Wallich. Écartement provoqué de 35 mill.

Application de forceps. Écartement maximum 6 centim.

Enfant vivant. Garçon pesant 3,080 gr. Diamètre : B.-P. 90 millim., B.-T. 82 millim. G. C. 34 millim., P. C. 32 millim.

Suites de couches bonnes. La femme se lève le 18 mars et marche bien.

L'enfant pèse, le 18 mars, 3,370 gr.

Obs. **276**. — XXXIIIe *Symphyséotomie*, pratiquée le 18 février 1894 (Pinard).

La nommée B..., secondipare, entre à la clinique Baudelocque le 19 février 1894.

A marché tard. Première grossesse terminée à la Maternité, le 24 mai 1890.

D'après les renseignements donnés par Mme Henry, sage-femme en chef de la Maternité, cette femme fut apportée à la Maternité le 24 mai 1890. On avait en ville incisé l'orifice et fait des tentatives infructueuses d'application de forceps. L'enfant était mort. La basiotripsie fut pratiquée par l'interne du service.

A son entrée à la clinique Baudelocque, on constate que la grossesse est près du terme (dernières règles du 21 au 26 avril 1893). Hauteur de l'utérus, 33 centim.

Tête en bas non engagée, dos à gauche. Bassin vicié. Diamètre promonto-sous-pubien, 103 millim.

Le 18 février, à 6 heures du matin, cette femme est amenée à la salle de travail.

La dilatation est complète. La tête ayant été fixée, on rompt les membranes.

Le liquide est vert. Les battements du cœur sont normaux.

A 8 heures, la tête ne s'engageant pas, M. Pinard pratique la symphyséotomie.

Écartement spontané, 4 centim. Écartement provoqué, 6 centim. Application de forceps.

Écartement maximum pendant l'extraction, 57 millim.

Enfant vivant. Garçon pesant 3,400 gr. Diam. B.-P. 97 millim.; B.-T. 82 millim. G. C. 34, P. C. 32. Suites de couches normales. Se lève le 10 mars et marche très bien. L'enfant envoyé en nourrice le vingt-deuxième jour pèse 3,590 gr.

Obs. 295. — XXXIV⁰ *Symphyséotomie*, pratiquée le 21 février 1894 (Wallich).

La nommée Léontine J..., âgée de 19 ans, primipare, entre à la clinique Baudelocque le 2 janvier 1894. Ne sait pas à quel âge elle a marché. Dernières règles le 10 mai (?).

A son entrée, on constate que l'utérus est distendu par du liquide amniotique. Tête en bas mais très élevée. Dos à gauche. On sent une masse molle qui remplit le cul-de-sac droit et qui est probablement le placenta. Rupture prématurée des membranes.

Début du travail le 20 février. Dilatation complète le 21 février, à 4 heures du matin. La tête se présente en variété frontale, avec inclinaison de Nægelé.

Le toucher manuel fait constater que l'oreille postérieure est au-dessus du promontoire (à 5 cent. au-dessus), constatations faites par MM. Wallich et Varnier, qui décident alors, en raison de ces conditions et après avoir constaté que le diamètre promonto-sous-pubien ne mesurait que 108 millim., de pratiquer la symphyséotomie, qui est faite par M. Wallich à 3 heures de l'après-midi.

Écartement provoqué, 5 centim. Application de forceps. Écartement maximum pendant l'extraction, 45 millim. Enfant vivant présentant la déformation céphalique caractéristique de la variété frontale. Fille pesant 3,590 grammes; diamètres : B.-P. 100; B.-T. 84; G. C. 36; P. C. 35. Suites de couches légèrement pyrétiques par lésion mammaire. Cicatrisation et consolidation parfaite de la plaie. La femme se lève et marche bien le vingtième jour. L'enfant pesait, le dix-huitième jour, 3,440 gr., mais présente à ce moment des lésions probablement de nature spécifique.

Obs. **343**. — XXXV⁰ *Symphyséotomie*, pratiquée le 2 mars 1894 (Pinard).

La nommée Alice D..., âgée de 23 ans, primipare, entre à la clinique Baudelocque, le 25 février 1894, à 4 heures du soir.

Elle ignore à quel âge elle a marché et présente un squelette d'apparence normale. Dernières règles du 3 au 6 mai.

Examinée le 25 février à 5 heures du soir, par la sage-femme en chef, Mˡˡᵉ Roze, on constate que l'enfant se présente par le sommet en G. T. et non engagé. Les membranes sont rompues et le liquide amniotique qui s'écoule est verdâtre. Le diamètre promonto-sous-pubien mesure 102 millim. Col non effacé, aucune douleur. Repos au lit et injections antiseptiques au biiodure.

Début du travail le 1ᵉʳ mars à 6 heures du matin. Entrée à la salle de travail à 6 h. 30. A 10 heures, M. Pinard constate que le col est en voie d'effacement. Les contractions sont rares. La tête est très élevée au-dessus du détroit supérieur. A 5 heures du soir, les contractions sont extrêmement énergiques, la dilatation est de la grandeur d'une pièce de deux francs. A ce moment, les pulsations fœtales deviennent irrégulières et oscillent entre 74 et 164. On introduit dans le vagin un ballon Champetier pour dilater les parties molles ; à 10 heures du soir la dilatation n'a pas fait de progrès, malgré des contractions très fréquentes et très longues.

Les pulsations fœtales sont à 124. M. Pinard décide de pratiquer l'agrandissement du bassin, afin de permettre l'engagement et par cela même la dilatation.

Symphyséotomie à 10 h. 25. Écartement spontané, 3 centim. Écartement provoqué, 5 centim. Une éponge est placée dans la plaie. La peau est suturée provisoirement.

A 10 h. 33. Dilatation comme cinq francs et léger engagement de la tête.

A 10 h. 45. Dilatation comme une petite paume de main, la tête est descendue et repose presque sur le périnée. Écartement des pubis, 7 centim.

A 11 h. 55. La femme pousse et la tête distend le périnée.

A 12 h. 50. Application de forceps à la vulve.

Enfant vivant pesant 3,380 gr. Diamètres : B.-P. 90 ; B.-T. 87 ; G. C. 33 ; P. C. 32. Parti en nourrice le septième jour pesant 3,370 gr. Suites de couches normales.

Obs. **357**. — XXXVIe *Symphyséotomie*, pratiquée le 4 mars 1894
(VARNIER).

La nommée Marie R..., primipare, âgée de 31 ans, entre à la
clinique Baudelocque le 11 décembre 1893. Cettte femme dit
avoir marché de bonne heure et toujours bien marché. Aucune
déformation apparente du squelette. Dernières règles du 20 au
22 avril 1893.

A son arrivée, on constate que la grossesse est de sept mois
environ. Hauteur de l'utérus, 25 centim. Présentation du siège.
Bassin vicié. Diamètre promonto sous-pubien, 10 centim.; on
pratique la version par manœuvres externes le 13 septembre.
Début du travail le 3 mars 1893, à 6 heures du matin. Tête
en bas non engagée, en droite transversale. Dilatation complète
à 8 heures du matin le 4 mars. Rupture artificielle des membranes. Il s'écoule un liquide vert et épais. La tête ne descend pas. M. Wallich introduit un ballon Champetier dans le
vagin pour dilater le vagin et la vulve. Anesthésie. Extraction du
ballon. Toucher manuel par M. Varnier qui rencontre la suture
sagittale à 5 centim. du bord inférieur de la symphyse. Le promontoire très saillant est imprimé dans la tête et rend le passage de la main difficile; on sent à ce niveau un paquet de
cordon. M. Varnier pratique la symphyséotomie à 9 h. 25. Écartement provoqué, 5 centimètres et demi. Application de forceps.
Écartement maximum, 4 centimètres un quart. Enfant vivant. Fille
pesant 2,920 gr. Diamètre B.-P. 87, B.-T. 76, G. C. 34, P. C.
32 cent. Suites de couches normales L'enfant pèse le neuvième
jour 3,200 gr.

Obs. **378**. — XXXVIIe *Symphyséotomie*, pratiquée le 8 mars 1894
(VARNIER).

La nommée Marie C.., âgée de 38 ans, III pare, entre à la clinique Baudelocque le 17 janvier 1894.

Cette femme, de petite taille, dit avoir marché à 10 mois et toujours bien marché depuis. Mais ses tibias sont incurvés et elle
présente une parenthèse fémorale très accusée.

Première grossesse en 1887, accouchement à terme spontané
après vingt heures de travail. Enfant vivant, mort à 5 ans.

Deuxième grossesse en 1892. Accouchement à terme. Application de forceps à la clinique Baudelocque après trente-trois heures de travail. Enfant mort.

Troisième grossesse. Dernières règles du 4 au 8 mai 1893.

A son entrée, le 18 janvier, on constate que le fœtus est très mobile et évolue avec facilité dans la cavité utérine. On le fixe à l'aide de la ceinture eutocique.

Le bassin est annelé; le diamètre promonto-sous-pubien mesure 97 millim.

Début du travail le 8 mars, à 1 heure du matin. Tête en bas non engagée, dos à gauche. A 2 heures, dilatation complète. A 4 heures, M. Varnier pratique la symphyséotomie. Écartement spontané de 2 centimètres et demi, écartement provoqué, 5 centimètres et demi. Rupture des membranes à 4 h. 24. On constate une obliquité de Nægele. Application de forceps. Écartement maximum de 5 centim.

Enfant vivant. Garçon, du poids de 3,660 gr. Diamètre B.-P. 101 millim.; B.-T. 7,9; G. C. 32; P. C. 21.

Suites de couches normales.

www.ingramcontent.com/pod-product-compliance
Ingram Content Group UK Ltd.
Pitfield, Milton Keynes, MK11 3LW, UK
UKHW020948120726
13693UKWH00004B/1609